Mientras espera

George E. Verrilli, M.D., F.A.C.O.G.
Anne Marie Mueser, Ed.D.

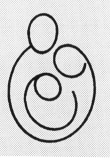

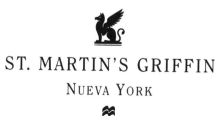

ST. MARTIN'S GRIFFIN

NUEVA YORK

"Welcome Baby" diseñado por Harry Chester Associates, copyright © 1981: George Verrilli y Anne Marie Mueser.

Library of Congress Cataloging-in-Publication Data

Verrilli, George E.
    [While waiting. Spanish]
    Mientras espera / George E. Verrilli and Anne Marie Mueser;
        p. cm.
        ISBN 0-312-11027-8
        1. Pregnancy. 2. Childbirth. 3. Prenatal care. I. Mueser, Anne

    Marie. II. Title.
    RG 525.V4518   1994
    618.2'4—dc20   94-6983
                                                        CIP

ANTECEDENTES DE ESTA PUBLICACIÓN

- Publicada originalmente como *Mientras espera—Guía prenatal*, en 1982, por St. Martin's Press.
- Versiones actualizadas de la edición original publicadas en 1984, 1985, 1986, 1987 y 1988.
- 30 reimpresiones de la edición original han alcanzado el número de más de 3 millones de ejemplares.
- La primera impresión de la edición totalmente revisada ha sido publicada en noviembre de 1993.
- Primera St. Martin's Griffin edición: Mayo 1997

ÍNDICE

INTRODUCCIÓN
v

Sección Uno
COOPERE CON SU PARTERO
1

Sección Dos
HÁGALE FRENTE A LOS CAMBIOS DE SU CUERPO
23

Sección Tres
MANTÉNGASE SALUDABLE Y EN BUENA FORMA
41

Sección Cuatro
PARA SU INFORMACIÓN
83

Sección Cinco
PARTO Y NACIMIENTO
135

Sección Seis
ATENCIÓN DESPUÉS DEL PARTO
155

ÍNDICE DE TEMAS
166

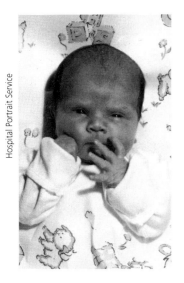

Hospital Portrait Service

EN LA PORTADA

Ánna Máire Mueser—traída al mundo por el doctor Verrilli—nació el 13 de agosto de 1980, a las 3:07 p.m. Pesaba 2.89 kilos (6 libras, 6 onzas) y medía 45 centímetros (18 pulgadas) de largo.

La foto de la portada fue tomada un día después de nacer, por un miembro del Club de Madres del Northern Dutchess Hospital, bajo contrato con el Servicio Fotográfico del Hospital.

Observe la forma de la cabeza de Ánna Máire, los párpados ligeramente hinchados, la piel arrugada de sus manos y cómo una de ellas forma un puño. Todas éstas son características típicas de un recién nacido.

RECONOCIMIENTOS

Muchas personas han contribuido al éxito continuo de *Mientras espera*. En los momentos en que esta nueva edición va a la imprenta, los autores desean dar especialmente las gracias a:

- nuestra editora, Bárbara Anderson, por su paciencia, profesionalismo y apoyo inextinguible durante los años; y a su asistente, Marian Lizzi, quien conservó su alegría y nos ayudó durante los intrincados pasos que han llevado esta versión a la imprenta;
- Bárbara M. Perkins, Cecilia Worth y todos los demás que contribuyeron a la versión original, y a todo el equipo en Harry Chester, Incorporated, quienes se unieron para lograr que existan estas páginas;
- la administración y al personal de hospital Northern Dutchess y Hudson Valley Associates, quienes apoyar y promueven un ambiente de nacimiento orientado en la familia, así como a los muchos profesionales de la salud y más de tres millones de mujeres y sus compañeros que han usado *Mientras espera*;
- Chris Verrilli, la mamá de Bianca, Ariana y Gregory, por el aliento y apoyo que nos brindó;
- Andrea Greany, cuyos embarazos de Michael, Steven y John siguieron casi al pie de la letra al libro, por su esfuerzo página por página; y a
- la modelo de nuestra cubierta, Ánna Máire, y a su papá, quien contribuyó de manera inconmensurable a este libro.

NOTA A QUIEN LEA ESTE LIBRO

Es muy importante que toda mujer embarazada obtenga atención prenatal profesional adecuada. Quien lea este libro y sienta algunos de los signos o síntomas de advertencia mencionados, debe obtener ayuda profesional adecuada de inmediato.

Las sugerencias y toda información incluida en este libro están destinadas a ser usadas junto con los consejos de su proveedor de salud. Ni éste ni ningún otro libro deben ser usados como sustitutos del cuidado prenatal profesional ni de la atención o tratamiento médico.

INTRODUCCIÓN

Mientras espera contiene muchos de los temas que comento con las mujeres que vienen a mi consultorio en busca de atención prenatal. Annie Mueser, quien escuchó la mayor parte de lo que le dije mientras estaba embarazada, ha aprovechado sus muchos años de experiencia como escritora y maestra para poner esta información en forma de libro.

El material que contiene esta edición totalmente revisada y actualizada, incluye temas sugeridos por los más de tres millones de mujeres y sus parteros que usaron *Mientras espera* durante los primeros años de aquella primera edición. El libro está destinado a ser usado como referencia. En las secciones *Hágale frente a los cambios de su cuerpo* y *Para su información*, los tópicos están dispuestos alfabéticamente a fin de que usted pueda encontrar fácilmente lo que necesita. No tiene que sentarse a leer todo el libro, de principio a fin, aunque esperamos que también quiera hacerlo.

Sugerimos que use este libro como si estuviera conversando con su proveedor de atención prenatal. Lleve el libro a sus citas prenatales y, si tiene dudas acerca de algo que haya leído, no vacile en preguntar al respecto. Naturalmente, su proveedor de atención prenatal le conoce personalmente y puede modificar algunas de las sugerencias que aparecen en este libro para amoldarlas a su situación particular.

Y recuerde que los profesionales tienen opiniones diferentes respecto a algunas de estas cuestiones. Nuestros consejos se ofrecen como sugerencia, no como recomendación definitiva. Esta información la ayudará a usted a trabajar con su proveedor de atención prenatal. El libro contiene páginas para anotar sus citas, dieta, preguntas y otros datos importantes a medida que progresa su embarazo. Esperamos que esta guía le sea útil *mientras espera*.

George E. Verrilli, M.D.

SECCIÓN UNO

COOPERE CON SU PARTERO

PRIMERA VISITA PRENATAL

Historia personal
Examen físico
Pruebas prenatales de laboratorio

¿CUÁNDO DEBE NACER SU BEBÉ?

VISITAS DE RUTINA

ENTRE VISITAS

IMPORTANTES SÍNTOMAS DE ADVERTENCIA

REGISTRO DE CITAS

PREGUNTAS Y NOTAS

CÓMO CRECE SU BEBÉ

ALGUNAS PREGUNTAS . . . MIENTRAS ESPERA

Si usted está embarazada, probablemente ya acude a consultar al doctor de su elección sobre su atención prenatal. Sin embargo, si aún no ha elegido un obstetra o partero,* le sugerimos que lo haga lo más pronto posible.

*De aquí en adelante, se utilizará a menudo el término partero para denominar al personal de atención médica—sea obstetra o partera, hombre o mujer—que atienda a la embarazada.

PRIMERA VISITA PRENATAL _____

Muchos parteros se alegran de que tanto el padre como la madre acudan a las visitas en el consultorio. Desde luego, usted puede ir sola a su cita. Quizá desee llevar como acompañante a otra persona allegada que se interese por su embarazo. Siéntase en libertad de preguntar acerca de esto.

La primera visita prenatal tiene por objeto obtener un panorama de su estado general al inicio de este embarazo, y asegurarse de que su partero tiene toda la información necesaria para trabajar con usted de manera que sea más conveniente para usted y para su bebé.

HISTORIA PERSONAL

Se le preguntarán datos acerca de su salud y de la del padre del bebé. Se hablará acerca de las posibilidades hereditarias, por ejemplo, si ha habido gemelos o cuates, o si existen o han existido ciertas enfermedades en la familia.

Se le preguntará acerca de sus antecedentes ginecológicos y obstétricos, cualquier condición que pueda afectar su salud o bienestar a nivel de la reproducción (por ejemplo, dificultad con su menstruación, enfermedad inflamatoria de la pelvis, enfermedades transmitidas por relaciones sexuales e infecciones de las vías urinarias) y acerca de embarazos previos, si es que los ha habido (incluyendo abortos naturales o provocados).

Se le preguntará acerca de su salud en general, y especialmente acerca de condiciones tales como hipertensión, diabetes, enfermedad cardíaca, problemas de los riñones o cualquier otro problema que pueda afectar la atención médica de su embarazo.

Su partero le preguntará específicamente acerca de su embarazo. ¿Cuándo fue su última menstruación? ¿Qué signos de embarazo ha notado? ¿Usó una prueba casera de embarazo para confirmarlo?

Las preguntas acerca de su empleo y estilo de vida, incluyendo la manera en que se alimenta y ejercita, ayudarán a identificar posibles factores de riesgo y circunstancias en las cuales usted pueda necesitar ayuda especial.

Es importante responder a las preguntas de la manera más completa que pueda, incluso si existen detalles que usted puede considerar poco importantes o que preferiría olvidar. La entrevista tomará un poco más de tiempo si es la primera vez que usted visita a un partero.

Incluso si usted y su partero ya han trabajado juntos, no deje de volver a mencionar cualquier información que usted pueda considerar importante. No tema hacer preguntas—nuevas o viejas—o comentar acerca de recientes cambios en su vida o lo que usted espera en cuanto a su atención prenatal y que no figure en su hoja clínica.

EXAMEN FÍSICO

El examen incluye una cuidadosa observación de los senos, la garganta, los pulmones, los riñones, el hígado, el corazón y la presión arterial, de la vejiga y del útero o matriz respecto a su embarazo. En este momento le medirán su pelvis.

La persona que le preste atención prenatal la examinará para comprobar en qué estado están el útero y el cerviz (el cuello del útero). Le pedirá que se tienda sobre la camilla de examen, que coloque los pies en los soportes de metal y que se relaje con las rodillas dobladas y las piernas separadas. Le colocarán una sábana desde el pecho hasta los muslos. Entonces, la persona que le preste atención prenatal le insertará en la vagina un instrumento llamado espéculo, para poder ver el cerviz. Algunas mujeres se sienten incómodas o avergonzadas durante este examen, pero es mejor tratar de relajarse. Su partero tomará una pequeña muestra del tejido de la zona del cerviz. Este procedimiento, llamado Papanicolau (*Pap smear*, en inglés), no duele. La muestra de tejido será enviada a un laboratorio donde la examinarán para ver si tiene células cancerosas o algún otro problema.

Después de examinar el cerviz y tomar la muestra para el Papanicolau, su partero quitará el espéculo y entonces examinará los ovarios y el vientre. Para hacerlo, insertará por la vagina dos dedos de su mano enguantada mientras aprieta el abdomen con la otra mano. Durante este examen, el partero a veces inserta un dedo por el recto para comprobar el estado de la parte posterior del útero. Usted sentirá menos molestias si se mantiene relajada. Este examen no lleva mucho tiempo y es la mejor manera que tiene su partero para examinar los ovarios y el recto y comprobar que no haya problemas. También, le tomarán el peso.

PRUEBAS PRENATALES DE LABORATORIO

En su primera consulta prenatal se llevarán a cabo varias pruebas de laboratorio para obtener información y poder vigilar su salud y la del bebé que se desarrolla. Estas pruebas incluyen:

- Una prueba de orina para detectar la presencia de proteína, glucosa (azúcar) y tal vez nitratos, bilirrubina y/o quetonas, y poder vigilar el funcionamiento de los riñones. También se puede hacer un análisis bacteriano para comprobar si hay infección, y si es necesario, se recetará un tratamiento adecuado.
- Una prueba Papanicolau (a menos que usted se haya hecho una el año anterior) para detectar cáncer cervical.
- Se tomará una muestra de sangre para estudiar varias cosas:
  —Su tipo sanguíneo y si usted lleva el factor Rh (véase la página 102).
  —El nivel de glóbulos rojos (hematócrito o globulina) para comprobar si usted y su bebé reciben suficiente oxígeno.
  —Si tiene o no anticuerpos de rubeola (sarampión alemán) (véase la página 102).
  —La presencia de sífilis (esta prueba es obligatoria en algunos estados) (véase la página 99).
- Se realizará un cultivo para detectar la presencia de gonorrea y otro para detectar la presencia de clamidia (véase la página 90).
- Se llevará a cabo cualquier otra prueba específica de acuerdo a su estado, ya sea porque usted o su proveedor de atención prenatal lo sugieran. (Tales pruebas pueden incluir una muestra de sangre para detectar la presencia de enfermedad de Lyme [véase la página 122], o la presencia de HIV [véase la página 99]).

¿CUÁNDO DEBE NACER EL BEBÉ?

Hay una fórmula para calcular esta fecha, pero tenga presente que es sólo una estimación. Es perfectamente normal que un bebé nazca dos semanas antes o después de esa fecha. Su cuerpo y su bebé decidirán el momento adecuado. En su primera visita prenatal, su partero la ayudará a calcular y a determinar esa fecha. A medida que pasa el tiempo, si su embarazo se desarrollara de una manera en desacuerdo con la fecha calculada, quizá sea necesario hacer una ecografía (sonograma). (Véanse la página 125 para obtener información adicional.)

Para calcular la fecha del nacimiento, agregue siete días al primer día de su último período menstrual. Luego, cuente tres meses hacia atrás.

El promedio de los embarazos es de 280 días o de 40 semanas a partir del primer día del último período menstrual si su ciclo es regular. Si se calcula desde el momento de la ovulación, un embarazo promedio es de 266 días. Usted puede añadir o restar un día por cada día que su ciclo menstrual sea más largo o más corto que el promedio de 28 días.

Más adelante en el embarazo, otra manera de calcular la fecha de llegada de su bebé consiste en añadir cinco meses a la fecha en que usted sintió moverse al bebé por primera vez.

VISITAS DE RUTINA

Para una mujer que no tenga alguno de los factores de riesgo, el programa promedio de visitas de atención prenatal incluye probablemente una visita al mes, hasta la semana número 28 (el comienzo del tercer trimestre); una visita cada dos semanas durante los próximos dos meses, y una visita por semana durante el último mes, hasta el parto.

El programa de sus visitas para la atención prenatal puede variar del promedio y dependerá de cualquier circunstancia especial o factores de riesgo que presente su caso.

Durante cada visita de atención prenatal, el partero discutirá con usted el progreso de su embarazo y cualquier problema que usted pudiera tener. Haga todas las preguntas que desee, no tema preguntar. Los que le prestan atención médica también le pueden recomendar que tome clases como preparación para el parto. Ésta es una manera excelente de reforzar su confianza y enterarse con exactitud de lo que va a suceder durante el embarazo y el parto.

En cada visita regular a su partero, se revisan y anotan varias características de rutina:

- Peso.
- Presión arterial.
- Latidos del corazón fetal. (Usted puede oír también por el aparato que usen.)
- Su abdomen, para comprobar el tamaño del feto.

- Se examinará su orina para comprobar la glucosa y la proteína y, si es indicado, otras sustancias. Su partero le dará un envase y usted proporcionará la muestra durante su visita. Si le piden una muestra de orina, llévele la primera orina de la mañana en un envase limpio. Si su cita es para más tarde, guarde la muestra en el refrigerador.
- La examinarán para descubrir signos de excesiva retención de líquidos. Aunque es normal que haya un poco de hinchazón (edema), en exceso es signo de algún problema.

De tanto en tanto, durante su embarazo, se podrán sugerir observaciones y pruebas adicionales. Por supuesto, lo que se le recomiende dependerá de las circunstancias en particular de su embarazo. Estas pruebas podrán incluir una o más de las siguientes:

- Una prueba de fetoproteína alfa (AFP, en inglés). (Véase la página 119.)
- Ultrasonido (véase la página 125).
- Amniocentesis o Muestreo de la Vellosidad Coriónica (véanse las páginas 86 y 105).
- Pruebas de infecciones maternas tales como estreptococos grupo B y/o hepatitis B.
- Prueba de desafío a la glucosa (GCT, en inglés) para comprobar la diabetes gestacional (véase la página 93) con una prueba siguiente de tolerancia a la glucosa (GTT, en inglés), si es lo indicado.

Si usted tiene preguntas acerca de lo que es recomendable o no en su caso o acerca de los resultados de las pruebas, no deje de preguntarle a su partero.

Durante el noveno mes, sus visitas a la oficina incluirán la preparación para el parto y un examen interno para comprobar el estado de su cerviz (borrado y dilatación), la posición del bebé en relación con su abertura pélvica (estación), y la parte que presenta el bebé (véanse las páginas 137–8). Si tiene preguntas acerca de lo que esto significa, pregunte.

ENTRE VISITAS

Llame al partero si tiene problemas físicos, por ejemplo, calentura, escalofríos, trastornos de vejiga o intestino, irritación en la garganta o resfriado, hemorragia, mareos, manchas ante los ojos, hormigueo o adormecimiento.

Si necesita tomar medicamentos, asegúrese de que no traen complicaciones durante el embarazo. Siempre es mejor consultar con el partero que le proporciona atención prenatal antes de tomar medicinas durante el embarazo, incluyendo las que haya tomado rutinariamente en el pasado o las medicinas recetadas por otro doctor que no sea su partero (véanse las páginas 94–5 y 103).

Para que usted y su bebé se mantengan sanos, es importante que usted y su partero cooperen.

IMPORTANTES
SÍNTOMAS DE ADVERTENCIA

Cualquiera de los siguientes síntomas puede ser una advertencia de que usted necesita ayuda médica. Llame al partero de inmediato si tiene:

- dolor de cabeza fuerte o persistente
- visión borrosa o ve manchas
- fuerte dolor de estómago o calambres, tal vez con náusea o diarrea
- vómitos fuertes o persistentes
- dolor fuerte e inexplicable en el hombro
- fiebre alta (más de 37°C /101°F)
- inflamación en la parte superior del cuerpo (cara o manos)
- repentino aumento de peso en unos pocos días
- sangrado vaginal
- chorro de flujo vaginal como agua
- extrema disminución en la producción de orina
- contracciones regulares que se vuelven más fuertes con el tiempo
- disminución o ningún movimiento que usted siente del feto (desde el quinto mes en adelante)

No vacile en llamar a su proveedor prenatal aunque tema molestar por algo que pueda carecer de importancia. Recuerde, más vale precaver que lamentar.

REGISTRO DE CITAS

Fecha	Hora	Peso	Presión arterial	Orina	Otros

PREGUNTAS Y NOTAS

CÓMO CRECE SU BEBÉ

Las páginas siguientes contienen una descripción breve, mes por mes, de las características de un bebé en desarrollo. La información ofrecida se basa en el desarrollo promedio. Aunque no hay dos embarazos que se desarrollen exactamente igual, le dará una idea de la naturaleza y secuencia de los cambios que ocurren dentro de su cuerpo.

En cada página, hay un espacio para que usted anote conforme progresa su embarazo. Si desea, aproveche el espacio para anotar cosas que le importen personalmente. Le puede seguir la pista a los aspectos importantes de su embarazo; por ejemplo, la primera vez que sintió que su bebé se movía o cuando notó por primera vez las contracciones de Braxton-Hicks (véanse las páginas 26 y 138). Si se le ocurre un lindo nombre para su bebé, anótelo. Describa cualquier experiencia, pensamiento o sentimiento que quiera recordar más tarde. Estas son sus páginas. Úselas como guste.

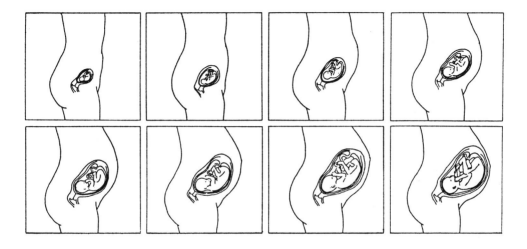

EL PRIMER TRIMESTRE _____

LAS PRIMERAS DOS SEMANAS

La vida y el desarrollo de su bebé comienzan en el momento en que un espermatozoide se une al óvulo (huevo) maduro en una de sus trompas de Falopio. Estas dos células se funden y se convierten en una. La célula formada por el espermatozoide y el óvulo unidos—aunque no es más grande que el punto que está al final de esta frase—contiene todo lo que su bebé llegará a ser.

Al cabo de una media hora, la célula formada por el espermatozoide y el óvulo unidos se divide en dos células. Las células siguen dividiéndose conforme viajan hacia el útero. Al cabo de la primera semana o de diez días, el conjunto de células completa su viaje por la trompa de Falopio y se fija en la pared uterina.

Las células siguen dividiéndose con gran rapidez. Las que se convertirán en la placenta crecen contra la pared uterina. La placenta se conecta con la pequeña forma en desarrollo mediante el cordón umbilical. A través del cordón, su organismo alimenta al bebé, a la vez que transporta los desechos del bebé para que su cuerpo de usted los elimine.

TERCERA Y CUARTA SEMANAS

Aun antes de que usted sepa con certeza que está embarazada, el sistema nervioso central de su bebé, su corazón y sus pulmones empiezan a desarrollarse. El pequeño corazón empieza a latir.

Al finalizar la cuarta semana, el bebé mide alrededor de medio centímetro (3/16 de pulgada) de largo. Aunque aún no hay rasgos faciales definidos, la cara empieza a formarse y ya tiene dos círculos oscuros donde estarán los ojos.

SEGUNDO MES

Al comenzar el segundo mes, empiezan a desarrollarse las orejas del bebé. Cada oreja comienza siendo un pequeño doblez de la piel a los lados de la cabeza. Se forman pequeños brotes que luego se convertirán en brazos y piernas. En este periodo el cerebro y la médula espinal ya están bien formados. La cabeza es grande en proporción al cuerpo.

Al cabo de ocho semanas, su bebé mide alrededor de dos centímetros y medio (una pulgada) de largo y pesa más o menos un gramo (1/30 de onza). Los brazos y las piernas empiezan a mostrar divisiones, incluyendo los dedos de las manos y de los pies. Los pequeños brotes que se convertirán en dedos ya tienen huellas digitales.

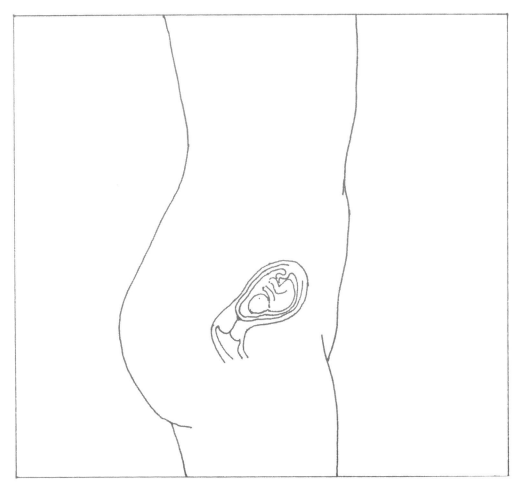

TERCER MES

Al cabo de tres meses, su bebé mide alrededor de siete centímetros y medio (3 pulgadas) de largo y pesa unos 28 gramos (una onza). Los brazos, manos y dedos, y los pies y sus dedos ya están formados. Empiezan a desarrollarse las uñas de los dedos de las manos y los pies, y las orejas también están formadas. Los dientes empiezan a formarse en las pequeñas mandíbulas.

Para esta época se notan los órganos sexuales externos, y se desarrollan los órganos sexuales internos. Si su bebé es varón, sus testículos ya contienen esperma. Si es niña, sus ovarios ya contienen óvulos. Aun antes de que nazca el bebé, la promesa de la futura generación ya está presente en esas diminutas células.

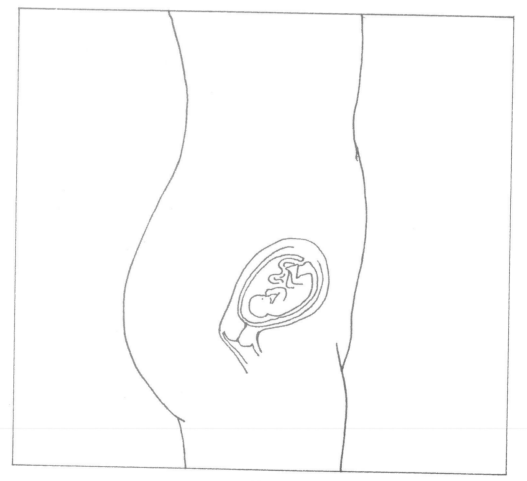

EL SEGUNDO TRIMESTRE

CUARTO MES

Los latidos del corazón de su bebé pueden escucharse usando un estetoscopio especial. En esta época, la cabeza del bebé parece muy grande si se compara con el resto del cuerpo. Durante este mes, el largo de su bebé aumentará rápidamente.

A fines del cuarto mes, su bebé mide unos 18 centímetros (7 pulgadas) de largo y pesa unos 113 gramos (4 onzas). El bebé ya tiene cejas y pestañas y se puede chupar el dedo.

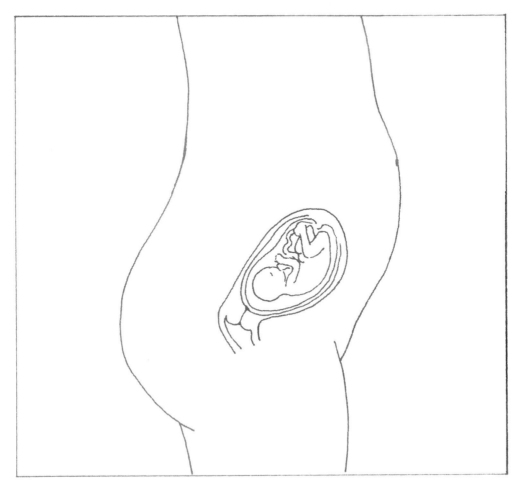

QUINTO MES

Durante el quinto mes, su bebé pesa entre un cuarto a medio kilo (entre media a una libra) y mide de unos 25 a 30 centímetros (10 a 12 pulgadas) de largo. El bebé está activo, desarrolla músculos y los ejercita. Aunque el bebé ha estado moviéndose desde hace algún tiempo, es en este mes cuando la mayoría de las madres sienten por primera vez que el bebé se mueve.

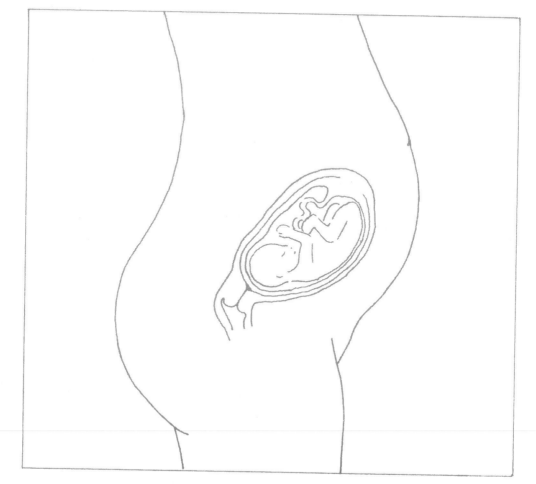

SEXTO MES

Al final del sexto mes, su bebé mide de 28 a 35 centímetros (11 a 14 pulgadas) de largo y puede pesar entre 700 a 900 gramos (1½ a 2 libras). Su piel es rojiza, arrugada y está cubierta de una capa protectora gruesa y cremosa llamada *vernix caseosa*.

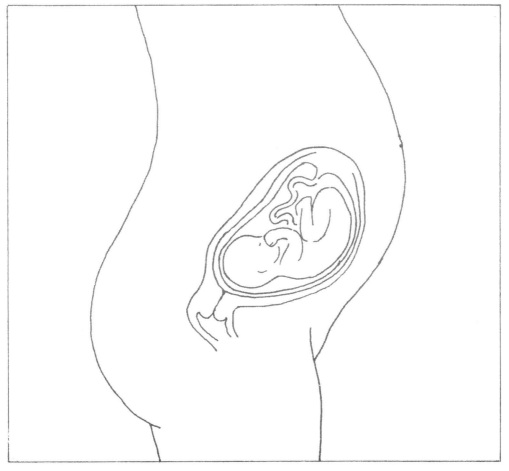

EL TERCER TRIMESTRE

SÉPTIMO MES

Durante este mes, su bebé continúa creciendo y ejercitándose. Un bebé que nace prematuramente al final del séptimo mes tiene posibilidad de sobrevivir si se le suministra atención competente e intensiva.

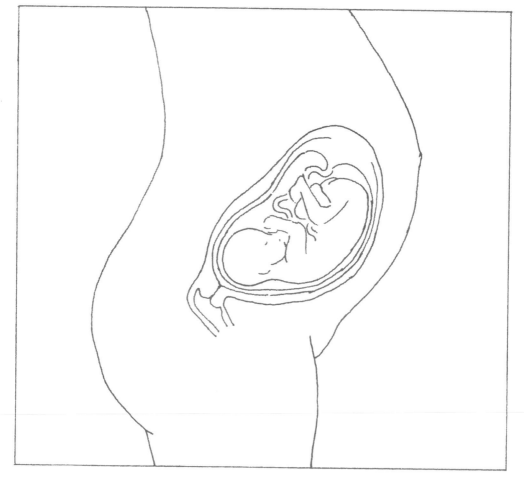

OCTAVO MES

Su bebé aumenta de tamaño y de peso. Mide alrededor de 46 centímetros (18 pulgadas) de largo y pueda pesar 2⅓ kilos (5 libras). Si un bebé nace prematuramente al final del octavo mes, tiene buenas perspectivas de sobrevivir.

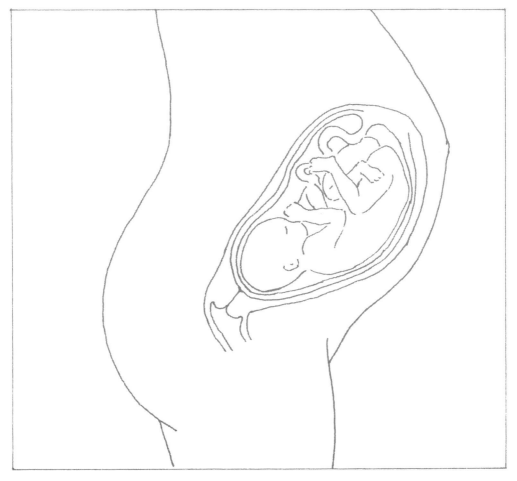

NOVENO MES

Durante este mes, su bebé continúa creciendo. Al final del noveno mes, el bebé promedio de tiempo completo pesa de 3.2 a 3.4 kilos (7 a 7½ libras), y mide alrededor de 50 centímetros (20 pulgadas) de largo. La piel sigue cubierta por la capa protectora cremosa.

En algún momento durante el noveno mes, la posición del bebé cambia para aprestarse para el parto. El bebé desciende a la pelvis y la cabeza queda en posición de nacimiento. Su bebé está listo para nacer.

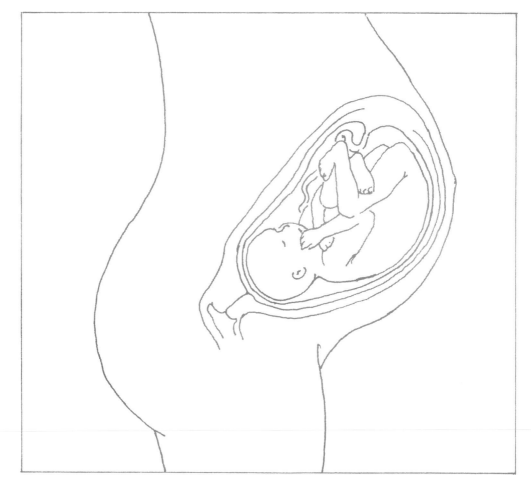

ALGUNAS PREGUNTAS . . . MIENTRAS ESPERA

Algunas mujeres tienen preguntas y preocupaciones acerca de la atención prenatal, el embarazo y el parto. Esto es especialmente cierto en el caso del primer bebé. Usted encontrará, en la sección "Para su información," a partir de la página 83, varios de estos temas tratados en detalle.

Tenga confianza y haga todas las preguntas que desee. Esta lista la ayudará. Haga un círculo alrededor del signo de interrogación al lado de la pregunta que le gustaría hacer a su partero. Marque con una X cada pregunta que ya haya sido respondida o que a usted no le interese.

?	¿Cómo puedo saber si soy una persona de alto riesgo? Si lo soy, ¿qué debo hacer? ¿Qué precauciones adicionales tomará mi partero?
?	Si las necesito, ¿cuáles pruebas especiales de diagnóstico prenatal me recomendarán? ¿Por qué? ¿Puedo pedir que me hagan una prueba para sentirme más segura? ¿Puedo rechazar una prueba prenatal recomendada?
?	¿A qué tipo de clases de preparación para el parto debemos asistir mi compañero y yo? ¿Con cuánta anticipación debemos planearlas?
?	¿Qué posibilidades hay de que necesite una cesárea? ¿Cómo puedo prepararme para esa situación? ¿Puede mi compañero permanecer conmigo?
?	Si he tenido anteriormente una cesárea, ¿se me permitirá intentar tener un parto vaginal esta vez? ¿Qué puedo hacer para aumentar las posibilidades de tener un parto vaginal con éxito después de una cesárea (en inglés, VBAC, pronunciado "víbac")?

? Si me preparo para un parto sin medicamentos, ¿puedo cambiar de parecer?

? Si prefiero no tomar medicamentos, ¿cómo puedo asegurarme de que el personal del hospital respetará mis deseos?

? Si necesito medicamentos durante el parto, ¿qué me pueden dar? ¿Cómo afectará esto al bebé? ¿Cómo alterará mi experiencia durante el parto?

? Al prepararme para el parto, ¿se sugerirá u ordenará un enema y/o rasurado de la región púbica? Si prefiero que no se haga, ¿cómo se puede arreglar?

? ¿Se me aplicará una intravenosa (IV) de manera rutinaria durante el parto? Si no es una indicación médica, ¿puedo rehusar la IV?

? Si la bolsa de aguas no se rompe espontáneamente antes o durante el comienzo del parto, ¿se requerirá una amniotomía? De ser así, ¿por qué? ¿Cuándo podría hacerse? ¿Puedo elegir que no se haga?

? ¿Será monitorizado electrónicamente mi parto de una manera continua? ¿Qué alternativas tengo si no quiero que me observen de esta manera?

? ¿Quiénes me atenderán durante el parto cuando llegue el momento? ¿Puedo contratar una enfermera-obstetra privada para que me atienda durante el parto?

? ¿Se me permitirá caminar durante el parto? ¿Podré esperar el momento del parto en un baño tibio si así lo deseo? ¿Me alentarán a tener el parto en la posición que me parezca más cómoda?

? ¿Puedo invitar a alguien, además de mi compañero de apoyo, para que esté conmigo durante el parto? ¿Podría estar presente una persona amiga o uno de mis hijos o hijas?

? ¿Qué es un parto con fórceps? ¿Por qué a veces es necesario? ¿Estará disponible como alternativa la extracción al vacío si es necesario ayudar al bebé a pasar por el cerviz?

? ¿Debe hacerse rutinariamente la episiotomía? ¿Qué podemos hacer para reducir la necesidad de este procedimiento?

? ¿Qué preparativos hay que hacer, si es que se necesitan algunos, para el sistema Leboyer de parto no violento?

? Si pienso amamantar a mi bebé y necesito ayuda o información adicional, ¿hay en mi localidad voluntarias de la Liga de La Leche o alguna otra organización de apoyo?

? ¿Qué es el enlace o unión con el bebé (bonding, en inglés)? ¿Debo hacer algunos preparativos especiales para esto? ¿Cuánto tiempo podré pasar con mi bebé en la sala de partos?

? Si lo deseo, ¿me permitirán amamantar a mi bebé inmediatamente después del parto?

? ¿Qué procedimientos médicos de rutina se requerirán para mi bebé inmediatamente después del nacimiento?

? ¿Cómo puedo elegir a un pediatra o médico de medicina general que me ayude en las primeras experiencias que deseo para mi bebé, mi compañero y yo como familia?

? Si todo marcha bien después de nacer mi bebé, ¿cuándo podemos salir del hospital o centro de nacimientos?

?

?

SECCIÓN DOS

HÁGALE FRENTE A LOS CAMBIOS DE SU CUERPO

ACIDEZ O INDIGESTIÓN

CALAMBRES EN LAS PIERNAS

CANSANCIO

CONTRACCIONES (DURANTE EL EMBARAZO)

DESMAYOS

DOLOR DE CABEZA

DOLOR DE ESPALDA

ENCÍAS (HEMORRAGIA E HINCHAZÓN)

ESTREÑIMIENTO

EXCESIVA SALIVACIÓN

FALTA DE AIRE

FLUJO VAGINAL

HEMORRAGIAS NASALES

HEMORROIDES

HINCHAZÓN (DE PIES, PIERNAS Y MANOS)

MARCAS DE DISTENSIÓN

MOLESTIAS O DOLOR EN LA PELVIS

NÁUSEAS Y VÓMITOS

PALPITACIONES

PIEL (MANCHAS Y DESCOLORAMIENTO)

PROBLEMAS EN LA VEJIGA

SENOS (APARICIÓN DEL CALOSTRO)

SENOS (TAMAÑO Y APARIENCIA)

VENAS VARICOSAS

HÁGALE FRENTE A LOS CAMBIOS DE SU CUERPO

La siguiente sección describe algunos de los cambios del cuerpo que acompañan al embarazo. Se incluyen algunas sugerencias para hacer frente de manera cómoda a tales cambios. Algunas de estas sugerencias pueden resultarle útiles. Sin embargo, recuerde que no hay dos embarazos exactamente iguales y el hecho de que se mencione un problema en particular no significa que ocurrirá en el caso de usted. Pocas mujeres experimentarán todas las incomodidades mencionadas, y usted puede evitar muchas o la mayoría de ellas.

 más probable en este tiempo   **puede presentarse en este tiempo**   **menos probable en este tiempo**

ACIDEZ O INDIGESTIÓN

CUÁNDO

Desde mediados hasta el final del embarazo.

1	2	3	4	5	6	7	8	9

POR QUÉ

Durante el embarazo, su sistema digestivo puede trabajar con más lentitud. Al crecer, el útero empuja al estómago y puede dar lugar a que los ácidos del estómago suban. Ambas causas pueden producir acidez y gases intestinales o indigestión.

PRUEBE ESTO

- Evite cargar excesivamente su estómago. Coma pequeñas cantidades de alimentos nutritivos varias veces al día en lugar de tres comidas grandes. Relájese y coma con lentitud. Trate de disfrutar sus comidas.
- Evite el exceso de especias; los alimentos fritos y otras comidas que causen gases intestinales. Usted sabe bien cuáles le caen mal. Aprenda de sus propios errores y evítelos.
- No se acueste inmediatamente después de comer. Cuando se acueste, tiéndase sobre su lado derecho, para ayudar al estómago a vaciarse.
- Mantenga una buena postura. Déjele espacio suficiente a su estómago para que pueda funcionar. Trate de encontrar posiciones en las cuales se reduzca la presión de su útero sobre su estómago. Por ejemplo, quizá sea mejor que se siente en una silla recta que estar doblada en otra silla que podrá ser muy cómoda en otras circunstancias. Rodéese de cojines y almohadas para dormir, así estará más cómoda recostada en ellos.
- Use ropa cómoda que no le apriete la cintura.
- Ingiera una pequeña cantidad de alimento grasoso (mantequilla o crema) quince a treinta minutos antes de una comida, le estimulará la digestión y reducirá la acidez estomacal.

- Los antiácidos y el bicarbonato de sodio suelen retenar líquidos y también pueden hacer que pierda vitamina B. Trate de evitarlos. El alivio temporal de estos productos puede ir seguido de acidez aún peor que antes.
- Si usted cree que necesita tomar un antiácido, trate de tomarlo cuando no sea la hora de comer. Evite los productos que contengan aspirina o demasiado sodio (eso elimina a casi todos los productos en el mercado). Algunos parteros sugieren el uso de "Tums," este es un antiácido relativamente seguro y, además, contiene calcio suplementario.

CALAMBRES EN LAS PIERNAS

CUÁNDO

Desde mediados hasta el final del embarazo.

1	2	3	4	5	6	7	8	9

POR QUÉ

El calcio, que afecta las contracciones musculares, se absorbe con menos facilidad durante el embarazo. La presión del útero en crecimiento disminuye la circulación en las piernas, esto puede producir calambres. Generalmente, los calambres en las piernas ocurren cuando está acostada.

PRUEBE ESTO

- Cuide su dieta. Asegúrese de comer alimentos que contengan mucho calcio.
- Si toma píldoras de calcio, es mejor comer al mismo tiempo alimentos que contengan mucho calcio. Su cuerpo asimila major el calcio ante la presencia de otros alimentos que lo contienen naturalmente.
- Para aliviar un calambre en su pantorrilla, empuje hacia adelante con el talón; al mismo tiempo, estire los dedos de los pies hacia arriba, hacia su hombro. Esto ayuda a estirar el músculo y a calmar el calambre. Si tiene alguien que la ayude, se puede lograr el mismo resultado si la persona le aprieta la rodilla con una mano y empuja contra la planta de su pie con la otra mano.
- Un masaje suave o una botella de agua caliente en el lugar del calambre pueden ayudar. Tome un baño tibio de asiento. (Si su calambre es fuerte, necesitará que alguien la ayude al entrar y salir del baño.)
- Evite acostarse de espalda. El peso del cuerpo y la presión de su útero engrandecido sobre los principales vasos sanguíneos reducirán la circulación en sus piernas y aumentarán la posibilidad de tener calambres. Mejor, acuéstese sobre el costado izquierdo.

CANSANCIO

CUÁNDO

Al principio y al final del embarazo.

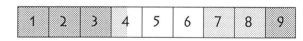

25

POR QUÉ

La fatiga es un efecto natural de las hormonas del embarazo. Usted necesita energía adicional para llevar y cuidar a su bebé en desarrollo. El cansancio también puede deberse a la anemia, que no es rara durante el embarazo.

PRUEBE ESTO

- Acuéstese temprano y levántese tarde, y tome también períodos de descanso durante el día.
- Equilibre su descanso con ejercicios diarios. Es excelente caminar a buen paso. El ejercicio estimula la circulación y lleva oxígeno activado y nutrición a todo su organismo.
- Pídale a su partero que compruebe si usted tiene anemia. Si la anemia es un problema, puede sugerirle que le indique cambios en la dieta y/o un suplemento de hierro.
- Si puede, varíe su posición y sus actividades. Por ejemplo, si su trabajo requiere que usted esté de pie largos ratos, trate de programar cortos descansos durante los cuales se pueda sentar con los pies en alto. Pero, si debe pasar mucho tiempo sentada, trate de levantarse cada hora y caminar un poco.
- Trate de hacer eficientemente todo lo que tenga que hacer, pero no se preocupe si tiene que compartir las labores y obligaciones con los miembros de la familia o con amistades. Admita (aunque sea a usted misma) que no puede ni tiene que ser una supermujer a toda hora.

CONTRACCIONES (DURANTE EL EMBARAZO) _____

CUÁNDO

Posiblemente, tan temprano como a los cuatro meses. La mayoría de las mujeres no las advierten hasta los siete u ocho meses.

1	2	3	4	5	6	7	8	9

POR QUÉ

Los músculos uterinos se aprietan irregularmente desde alrededor de las cuatro semanas del embarazo. Se les llama contracciones de Braxton-Hicks. Difieren de las contracciones del parto porque no se hacen más fuertes al paso del tiempo y no dan como resultado el nacimiento de su bebé.

PRUEBE ESTO

- Continúe con sus actividades regulares. Caminar puede ayudarla.
- Si se siente incómoda, trate de relajarse desde la cabeza hasta la punta de los dedos de los pies. Entienda y maneje su cuerpo conforme éste se prepara de manera normal para el parto.
- Si las contracciones son graves o persistentes o si parecen hacerse más fuertes, consulte a su partero.

DESMAYOS

CUÁNDO

Al principio y al final del embarazo.

1	2	3	4	5	6	7	8	9

POR QUÉ

La baja presión arterial, que puede ocurrir si usted está de pie durante largo rato, puede causar desmayos. Esto puede ocurrir especialmente en lugares cálidos llenos de personas o durante largos e incomodos períodos de inactividad, tales como en las colas de los supermercados. Al final del embarazo, acostarse sobre la espalda puede hacer que baje su presión arterial y usted puede sentir vértigo o desmayo al levantarse. El desmayo también puede ser el resultado de tener un nivel bajo de azúcar o anemia (muy poco hierro en la sangre).

PRUEBE ESTO

- Después del cuarto mes de embarazo, tenga cuidado y no se acueste sobre la espalda. Duerma de costado o con varias almohadas. Si encuentra que, al dormir, ha quedado sobre la espalda, acuéstese unos minutos sobre el costado izquierdo antes de tratar de levantarse.
- Trate de evitar estar de pie durante largos períodos de tiempo. Si debe estar de pie, muévase con frecuencia para estimular la circulación. Si está en una cola o en una multitud y no puede ir a ninguna parte, cambie su peso de una pierna a otra.
- Para mantener alto y en nivel correcto el azúcar en la sangre, coma alimentos sanos en pequeñas cantidades a intervalos frecuentes durante todo el día. Elija alimentos con carbohidratos complejos (pan, pasta, frutas y verduras frescas, cereales) en lugar de alimentos cargados de carbohidratos sencillos (azúcar). (Véanse las páginas 42–7 y 52.)
- Si el desmayo es un problema habitual en su caso, asegúrese de mencionarlo a su partero. Si se encuentra que padece anemia, se le recomendará que cambie su dieta y puede que se le recete hierro suplementario (véanse las páginas 59–60).

DOLOR DE CABEZA

CUÁNDO

Durante todo el embarazo.

1	2	3	4	5	6	7	8	9

POR QUÉ

La congestión nasal, la fatiga, la tensión ocular, la abstinencia de cafeína, la ansiedad y la tensión son todas posibles causas del dolor de cabeza propio del embarazo (y en cualquier otro momento). Al final de su embarazo, un punzante dolor de cabeza que le afecte la vista puede estar asociado con la preeclampsia (véanse las páginas 115–16) y deberá reportarlo a su partero.

PRUEBE ESTO

- Para dolores de cabeza tipo sinusitis, póngase una compresa húmeda caliente sobre los ojos y la frente. Si parte del problema es una congestión nasal, la puede aliviar el uso de un vaporizador.
- El relajamiento y el descanso son a menudo los remedios más eficientes para el dolor de cabeza.
- El embarazo no es el momento para adquirir lentes o lentes de contacto nuevos también, los que usaba antes del embarazo ahora pueden causarle dolor de cabeza o tensión. Los cambios en la visión pueden estar relacionados con el aumento en el volumen de sangre del cuerpo durante el embarazo; puede tener la seguridad de que estos problemas son solamente temporales.
- Debido a que las dosis excesivas de aspirina pueden estar relacionadas con los problemas durante el embarazo y los defectos de nacimiento, algunos parteros recomiendan que no se tome aspirina durante el embarazo, y sugieren un analgésico tal como el acetaminofén (Tylenol). Sin embargo, no existe evidencia de que el acetaminofén sea más seguro que la aspirina. Después del primer trimestre, se considera seguro tomar dosis moderadas de aspirina (hasta cuatro al día). Pregúntele antes a su partero.
- Si su dolor de cabeza persiste o es serio, pregúntele a su partero qué puede hacer usted. No tome medicinas por su cuenta, pero tampoco continúe sufriendo.
- Si la abrupta eliminación de cafeína en su dieta la ha dejado irritable y con dolor de cabeza, puede ser mejor reducir la cafeína gradualmente.

DOLOR DE ESPALDA _____

CUÁNDO

A mediados y al final del embarazo.

1	2	3	4	5	6	7	8	9

POR QUÉ

Conforme cambian el peso, la forma y el equilibrio de su cuerpo, usted puede modificar la forma en que se sienta o se para. Esto puede causar tensión muscular. A finales del embarazo, si el bebé mira hacia el frente, la parte posterior de la cabeza presiona contra su sacro, y esto puede causarle fuertes dolores de espalda.

PRUEBE ESTO

- Haga un esfuerzo por mantener una postura correcta.
- Muévase de manera prudente para evitar el esfuerzo. Por ejemplo, en vez de doblarse por la cintura, póngase en cuclillas. Para levantarse cuando esté acostada, dése vuelta sobre un costado y levántese empujándose hacia arriba con las manos.
- El masaje y el ejercicio suave diario pueden ayudar, especialmente en los lugares adoloridos. Pruebe a mover la cabeza en círculos y haga girar los hombros para aliviar las molestias en la parte superior de la espalda. El balanceo pélvico en la posición de "gato enojado" puede ayudar a la parte inferios de la espalda (véanse las páginas 78 y 80).

- Use zapatos cómodos con tacón del alto que usted acostumbra usar. Este no es buen momento para usar tacones muy altos o para cambiar abruptamente algo que usted acostumbra usar y que pueda afectar su comodidad y su equilibrio.
- Para el dolor en la parte inferior de la espalda, causado por la presión del bebé, descanse en una posición que desplace el peso del bebé de su columna vertebral. Póngase en el piso sobre rodillas y manos. Haga como si estuviera limpiando el suelo o, si lo prefiere, aproveche y hágalo. Esa posición y ese tipo de movimiento ayudarán a eliminar el dolor.

ENCÍAS (HEMORRAGIA E HINCHAZÓN) _____

CUÁNDO

Desde mediados hasta el final del embarazo.

1	2	3	4	5	6	7	8	9

POR QUÉ

Durante el embarazo, el aumento en el nivel de hormonas así como en el volumen de la sangre puede causar sensibilidad, hinchazón y hemorragia de las encías. La falta de vitamina C en su dieta también puede contribuir a este estado.

PRUEBE ESTO

- Asegúrese de no descuidar la atención que requieren sus dientes y encías, aunque las molestias puedan tentarla a ignorar que debe cepillarse los dientes y usar hilo dental con regularidad.
- Un enjuague antiséptico como Listerine mantiene su boca fresca y puede reducir las posibles infecciones de las encías. (Recuerde, no debe tragarse el antiséptico.)
- Una buena sugerencia es ir al dentista y hacerse una limpieza de dientes y encías en la primera época del embarazo y tal vez, de nuevo, después del parto. Si usted requiere uso profiláctico de antibióticos antes del trabajo dental debido a una condición en la válvula mitral u otra similar, asegúrese de que su dentista sabe que usted está embarazada. El antibiótico debe ser seguro para usted y para su bebé. En estos casos, es mejor que su dentista consulte a su partero. (Véase la página 95, Drogas y medicinas bajo receta.)
- La vitamina C ayuda a fortalecer los dientes y el tejido de las encías; su cuerpo la asimila mejor cuando se ingiere como parte de su alimentación diaria de manera natural (véase la página 56).

ESTREÑIMIENTO _____

CUÁNDO

Desde mediados hasta el final del embarazo.

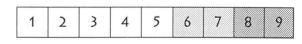

1	2	3	4	5	6	7	8	9

POR QUÉ

Durante el embarazo, el útero en crecimiento ocupa parte del espacio de su sistema digestivo. También, las hormonas pueden hacer que su movimiento intestinal sea irregular. En algunos casos, la ingestión de hierro y vitaminas también puede contribuir al estreñimiento.

PRUEBE ESTO

- Beba de 8 a 10 vasos de líquido a diario. Trate de tomar un vaso de jugo de fruta cuando se levante en la mañana.
- Coma diariamente verduras crudas, frutas, pan y cereales integrales; y asegúrese de que consume suficientes fibras. Incluya en su dieta ciruelas pasas, dátiles o higos.
- Trate de defecar más a menos a la misma hora cada día o, por lo menos, hágalo cuando sienta gana. No lo deje para más tarde.
- Evite tomar aceite mineral, que puede eliminar las vitaminas A, D y E de su organismo. Si cree que necesita un laxante, consulte con su partero. No use por su cuenta laxantes, enemas o medicaciones de venta libre.
- Consulte a su partero si debería tomar un ablandador de heces fecales. Estos productos actúan sólo en las vías digestivas, no son irritantes ni crean hábito.

EXCESIVA SALIVACIÓN

CUÁNDO

Desde mediados hasta el final del embarazo.

1	2	3	4	5	6	7	8	9

POR QUÉ

La producción de las glándulas salivales aumenta durante el embarazo. En algunas mujeres, este aumento puede ser excesivo. Se desconoce por qué ocurre esto.

PRUEBE ESTO

- Masticar chicle puede ayudar a controlar la salivación excesiva.
- Coma frecuentemente pequeñas cantidades durante el día en lugar de tres comidas abundantes.

FALTA DE AIRE

CUÁNDO

Desde mediados hasta el final del embarazo. En el noveno mes, después de que

1	2	3	4	5	6	7	8	9

desciende el bebé, puede haber algún alivio.

POR QUÉ

El útero, al crecer, ocupa parte del espacio que los pulmones utilizan en la respiración, causando presión sobre el diafragma.

PRUEBE ESTO

- Levante los brazos sobre la cabeza y estírese. Esto sube la caja torácica y le da temporalmente más espacio para respirar.
- Busque posiciones que le den más espacio para respirar. Siéntese en una silla recta, trate de dormir usando varias almohadas, en una posición que la ayude a respirar mejor. Si no está cómoda con tantas almohadas, trate de dormir sobre su costado izquierdo. Experimente con diferentes posiciones hasta que encuentre la que le convenga. (Pero no se acueste de espaldas.)
- Mientras se relaja, practique respirar lenta y profundamente. Haga esto todos los días, la ayudará a usar al máximo su capacidad pulmonar.
- Cuando sienta que le falta el aire, haga las cosas con calma. Suba escaleras lentamente. No se esfuerce; siga el ritmo de su cuerpo.

FLUJO VAGINAL

CUÁNDO

Durante todo el embarazo.

1	2	3	4	5	6	7	8	9

POR QUÉ

El aumento en la cantidad de sangre y hormonas puede hacer que la vagina aumente sus secreciones normales. También, el medio ácido normal de la vagina cambia, creando un campo más fértil para la común infección vaginal monilia.

PRUEBE ESTO

- No use pantalones apretados en la entrepierna; use faldas. La circulación de aire ayuda.
- Es mejor usar ropa interior con entrepierna de algodón y no hecha con materiales sintéticos.
- Los baños frecuentes (calientes, pero no demasiado calientes) la mantendrán con sensación de limpieza. Una pequeña tohalla higiénica la ayudará a sentirse más cómoda y segura.
- Evite las duchas vaginales durante el embarazo, porque pueden introducir aire en su sistema circulatorio o, en los últimos meses se puede romper la bolsa de aguas (véase la página 95). Si por razón médica requiere una ducha vaginal, su partero le explicará exactamente cómo debe hacerlo para reducir lo más posible los riesgos.
- Si el flujo le produce ardor o escozor, tiene mal olor o hace que se inflamen sus órganos genitales, avise a su partero. Probablemente usted padece una infeción causada por hongos, pero es importante saberlo con seguridad para recomendar el tratamiento correcto.

- Si usted padece una infección de hongos, reducir el consumo de azúcar y productos de trigo la ayudaran a combatirla. Puede reducir el escozor si usted ingiere yogurt sin sabor y natural, y también aplicándoselo en la vagina. Hoy en día, se pueden obtener fácilmente medicamentos para las infecciones por hongos que antes requerían receta médica. Siempre es mejor consultar a su partero antes de usarlos.
- Esté alerta a los signos de parto prematuro (véase la página 136). Llame a su partero para informarle inmediatamente acerca del aumento o el cambio del flujo vaginal, especialmente si el flujo es transparente y aguado o tiene un poco de sangre.

HEMORRAGIAS NASALES

CUÁNDO

Durante todo el embarazo.

1	2	3	4	5	6	7	8	9

POR QUÉ

Las membranas se sobrecargan durante el embarazo a cusa del aumento del volumen de la circulación. Esto produce hemorragias nasales en algunas mujeres.

PRUEBE ESTO

- Asegúrese de ingerir suficiente vitamina C (véase la página 56). Esta vitamina fortalece los tejidos.
- Para detener una hemorragia nasal, apriétese la nariz durante unos minutos. Cuando se detenga la hemorragia, acuéstese y aplíquese compresas frías en la nariz. Esto impedirá que vuelva a sangrar.
- Si sufre de congestión nasal, límpiese la nariz suavemente.
- Un nivel alto de humedad ayudará a disminuir el riesgo de hemorragias nasales. Use un humidificador si el aire de su casa es muy seco.
- Póngase una capa delgada de "Vaselina" en cada ventana de la nariz, especialmente a la hora de acostarse.

HEMORROIDES

CUÁNDO

Desde mediados hasta el final del embarazo.

1	2	3	4	5	6	7	8	9

POR QUÉ

El aumento del volumen de la sangre causa la dilatación de las venas del recto y la vagina. Además, el útero en crecimiento ejerce presión.

PRUEBE ESTO

- Trate de no estar estreñida, ya que esto aumentará el dolor de las hemorroides. Evite hacer fuerza durante las deposiciones.
- Haga los ejercicios de Kegel, para el fondo de la pelvis, y así reforzará los músculos alrededor de la vagina y el ano. Contraiga esas partes del cuerpo, manténgalas

contraídas unos segundos, y luego relájese lentamente. Haga esto al menos cuarenta veces al día. Procure aumentar el número a cien o más. (Véanse las páginas 75–6.)

- Una bolsa con hielo o un pañuelo limpio lleno de hielo pueden ayudar a eliminar el dolor. Esto alivia las venas varicosas de la vagina y las hemorroides del ano.
- El hamamelis (Witch Hazel) frío puede dar alivio. Empape una gasa cuadrada o una tela limpia y manténgala sobre las hemorroides durante unos veinte minutos mientras descansa sobre su costado izquierdo con las caderas sobre una almohada. Use otra almohada para sostener su brazo y la mano que sujeta la compresa.
- Pregúntele a su partero si sería conveniente para usted, en esa época del embarazo, usar un medicamento tal como "Preparation H."

HINCHAZÓN (DE PIES, PIERNAS Y MANOS) _____

CUÁNDO

Desde mediados hasta el final del embarazo.

1	2	3	4	5	6	7	8	9

POR QUÉ

La retención de líquidos que causa la hinchazón (edema) es un estado natural durante el embarazo. El útero en crecimiento presiona los vasos sanguíneos que devuelven el líquido de los pies y tobillos. La ropa apretada, especialmente alrededor de los tobillos, las piernas y la parte inferior del cuerpo, puede aumentar la retención de líquidos y la hinchazón al hacer más lenta la circulación. Pocas proteínas en la dieta puede hacer que el organismo retenga líquidos.

PRUEBE ESTO

- No permanezca de pie durante mucho tiempo. Para reducir la hinchazón, siéntese con los pies y las piernas en alto. Si no se puede sentar con las piernas en alto todo el tiempo que desea, camine para estimular la circulación. Alguna forma de actividad física moderada la ayudará a bombear y eliminar el exceso de líquidos.
- Cuando esté sentada, trate de colocar las piernas y los pies en alto. No se siente con los pies sobre el suelo durante largos períodos y no cruce las piernas, porque esto puede interferir con la circulación.
- Use ropa suelta y cómoda. Evite usar pantalones ajustados, cinturas apretadas, ligas, medias a la rodilla o al tobillo con bandas elásticas apretadas o cualquier otra cosa que pueda estorbar la circulación.
- Una almohada en forma de cuña colocada debajo del colchón, a los pies de su cama, le permitirá descansar con los pies elevados. También, la ayudará recostarse sobre el costado izquierdo.
- Asegúrese de mantener una dieta diaria rica en proteínas.
- Aunque en otra época se creía que la retención de líquidos durante el embarazo estaba relacionada con un consumo excesivo de sal, esa teoría ya no se considera correcta. Evitar la sal durante el embarazo no cura el edema y, en realidad, puede causar daño (véanse las páginas 60 y 72). Usted puede usar sal con sus alimentos, pero moderadamente.

- Usted tampoco puede evitar ni reducir el edema evitando los líquidos. Es más, ocurre todo lo contrario. Cuando se beben líquidos transparentes (agua), se ayuda a los riñones a funcionar bien y a extraer el exceso de líquido de su sistema (véase la página 70).
- Es de esperarse alguna hinchazón de los pies, los tobillos y las piernas, y probablemente no es causa de preocupación a menos que las medidas sugeridas no den resultado. Sin embargo, debe avisar de inmediato a su partero si se le hinchan las manos o la cara. Este puede ser un signo de advertencia de que sus riñones no están funcionando correctamente.

MARCAS DE DISTENSIÓN _____

CUÁNDO

Desde mediados hasta el final del embarazo.

1	2	3	4	5	6	7	8	9

POR QUÉ

Las marcas de distensión se presentan en un 90% de las mujeres embarazadas. Estas marcas son un tipo de tejido cicatrizante que se forma cuando la elasticidad normal de la piel no es suficiente para acomodar el estiramiento necesario durante el embarazo. Las marcas de distensión aparecen con mayor frecuencia en el abdomen, pero algunas mujeres las tienen también en los muslos, las nalgas y los senos.

PRUEBE ESTO

- Asegúrese de que su dieta contenga suficientes fuentes de elementos nutritivos necesarios para tener una piel sana, principalmente, vitaminas C y E (véanse las páginas 56 y 58). También es muy importante ingerir suficientes proteínas.
- Las marcas de distensión se originan dentro del organismo y los tratamientos externos no pueden eliminarlas ni prevenirlas. El dinero que emplee en cremas exóticas o caras la hará creer que está haciendo algo por su piel, pero no hará desaparecer las marcas.
- Aunque mantener su piel suave y elástica no impedirá la aparición de las marcas, algunas cremas pueden ayudar a reducirlas y usted se sentirá satisfecha. Algunas mujeres consideran que la manteca de cacao ayuda a mantener la piel suave. Un masaje suave con aceite o crema, dado por usted misma o con la ayuda de su compañero, puede ser agradable y relajante, y la ayudará a mantener la piel suave.
- Aunque las marcas de distensión puede que no desaparezcan después del parto, las que queden generalmente tienen un ligero color plateado.

MOLESTIAS O DOLOR EN LA PELVIS _____

CUÁNDO

Desde mediados hasta el final del embarazo.

1	2	3	4	5	6	7	8	9

POR QUÉ

Durante el embarazo, las articulaciones pélvicas se relajan para aumentar el tamaño y la flexibilidad del canal del nacimiento. Esto puede causar presión sobre el nervio ciático, provocando dolor en la región pélvica, muslo y pierna. Otra causa de molestia puede ser la presión que ejerce el útero en crecimiento sobre los ligamentos que lo sostienen. Esto puede causar un dolor agudo y punzante a los lados de su abdomen.

PRUEBE ESTO

- El calor puede ayudarla a relajarse y producirle alivio. Use una botella o bolsa de agua caliente o tome un baño tibio de asiento.
- Algunas mujeres opinan que el masaje las ayuda.
- Pruebe el ejercicio del "barril." (Véanse las instrucciones en la página 80.)
- Un cambio de posición la puede ayudar. Experimente con distintas posiciones para encontrar la que le produce más alivio. Siéntese durante un rato con los pies en alto. Trate de dormir sobre su costado, con una pierna flexionada hacia adelante y la otra hacia atrás, como si estuviera corriendo.
- Si tiene estreñimiento o una infección en la vejiga, también puede sentir molestias en la región pélvica. Véanse las páginas 37 y 70.
- Si el dolor es tan fuerte o persistente que no puede resistirlo, consulte con su partero. No tome medicamentos por su cuenta.

NÁUSEAS Y VÓMITOS _____

CUÁNDO

En los primeros tres meses.

1	2	3	4	5	6	7	8	9

POR QUÉ

Su cuerpo puede estar reaccionando a las hormonas del embarazo. Muy poca vitamina B_6 o muy poco glicógeno, el azúcar natural almacenada en su hígado, puede causar náuseas. Las emociones pueden ser otra causa posible de las náuseas.

PRUEBE ESTO

Las náuseas son especialmente molestas cuando el estómago está vacío, así que puede probar y comer un bocadillo de alto contenido en proteínas, como carne sin grasa o queso, antes de acostarse. (La proteína tarda más tiempo en ser digerida.)

- Si le molestan las náuseas por la mañana, coma galletas (no dulces), una tortilla de maíz, una tostada o cereal seco unos 20 ó 30 minutos antes de levantarse de la cama.
- Coma frecuentemente pequeñas cantidades durante el día en lugar de tres comidas abundantes. Coma despacio, mastique bien la comida, y trate de mantenerse relajada. Evite los alimentos con muchas especias, fritos o aquéllos que parecen causarle indigestión.
- Beba jugo de frutas al final del desayuno, no al principio. Algunas mujeres se sienten mejor si no beben líquidos con los alimentos, sólo los beben entre comidas. Trate de averiguar cuál sistema es mejor para usted.
- Podría beneficiarla tomar vitamina B_6.
- Si sus vómitos son graves y persistentes, y usted no puede retener alimentos o líquidos, consulte con su partero. Busque ayuda antes de que se deshidrate.

PALPITACIONES

CUÁNDO

Desde mediados hasta el final del embarazo.

1	2	3	4	5	6	7	8	9

POR QUÉ

Las palpitaciones ocasionales son una reacción normal de su organismo a la satisfacción de las necesidades de su bebé y a las demandas de su volumen adicional de sangre.

PRUEBE ESTO

- Cuando sienta palpitaciones, no se asuste. Trate de eliminar la tensión en todo su cuerpo. A veces ayuda comenzar por la cabeza y relajar cada parte del cuerpo hasta llegar a los dedos de los pies. También, puede comenzar en los pies hasta llegar a la parte superior de la cabeza. (Véanse sugerencias en la página 81.)
- Respire con facilidad y comodidad. Inhale lenta y profundamente. Conserve la calma.
- Si las palpitaciones son un problema continuo, digaselo a su partero.

PIEL (MANCHAS Y DESCOLORAMIENTO)

CUÁNDO

Desde mediados hasta el final del embarazo.

1	2	3	4	5	6	7	8	9

POR QUÉ

Un alto nivel de hormonas del embarazo puede producit depósitos de pigmento extra. Esto puede causar la aparición de manchas oscuras en las mejillas, la nariz y la frente, así como en los pezones y en una línea desde el ombligo hasta el hueso púbico. Estos cambios en la piel pueden estar asociados con un suministro inadecuado de ácido fólico, además del aumento en las hormonas del embarazo.

- Evite tomar sol, esto aumenta la coloración.
- Asegúrese de que su dieta contenga suficientes fuentes de ácido fólico (véase la página 62). Las necesidades diarias de ácido fólico se duplican durante el embarazo.
- Si las manchas en la cara la hacen sentirse mal por su apariencia, trate de usar un maquillaje especial para ocultar las marcas.
- Confíe en que la hormona que causa este descoloramiento disminuirá después del nacimiento de su bebé. Las manchas desaparecerán por sí solas.

PROBLEMAS EN LA VEJIGA _____

CUÁNDO

Durante el embarazo, pero especialmente durante sus inicios y al final.

1	2	3	4	5	6	7	8	9

POR QUÉ

Durante el primer trimestre, su útero y el bebé en desarrollo presionan contra su vejiga, haciéndola sentir frecuente necesidad de orinar. Esto pasará de nuevo al final del embarazo, cuando el bebé descienda en preparación para el nacimiento. Las hormonas y el aumento en el volumen de su circulación también afectan el control de la vejiga y existe la posibilidad de contraer infecciones en las vías urinarias.

PRUEBE ESTO

- Durante el embarazo, es normal orinar con frecuencia. No hay nada que usted pueda hacer, así que, acéptelo y planee su vida. Cada vez que vaya al baño, trate de vaciar completamente su vejiga.
- Beba gran cantidad de líquido, especialmente agua. Reducir la cantidad de líquido que toma no resuelve el problema de orinar frecuentemente, y usted necesita los líquidos para que sus riñones funcionen bien.
- Si siente que la orina le quema o arde, puede ser que usted padezca una infección de las vías urinarias. Consulte a su partero de inmediato, porque esas infecciones, si no se atienden, empeoran. Continúe tomando gran cantidad de líquido. El jugo de "cranberry" le puede ser beneficioso.
- Use ropa interior de algodón o que, al menos, tengan una parte de algodón en la entrepierna, evite la ropa interior de material sintético. Evite usar pantalones o pantimedias que aprieten la entrepierna.
- Cuando usted vacíe su vejiga, puede obtener algún alivio si se enjuaga con agua tibia. Para reducir la posibilidad de una infección, límpiese siempre de adelante hacia atrás.

SENOS (APARICIÓN DEL CALOSTRO) _____

CUÁNDO

En cualquier momento a partir del quinto mes.

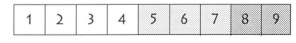

1	2	3	4	5	6	7	8	9

Sus senos producen calostro, un líquido amarillento o transparente que será el primer alimento de su bebé. En algunas mujeres, el calostro se presenta al final del embarazo. En otras no. Las dos condiciones son normales.

PRUEBE ESTO

- Coloque un pañuelo de algodón o un pedazo de gasa dentro de cada copa del sostén para absorber el flujo. En las farmacias o tiendas de cosméticos puede encontrar almohadillas para la etapa de amamantar hechas especialmente para este fin. Evite usar forros de plástico porque retienen la humedad e impiden la circulación del aire. Cambie las almohadillas cuando estén húmedas.
- Si el calostro se seca y forma una costra sobre sus pezones, lávelos con agua tibia. El jabón puede secar o irritar sus pezones.

SENOS (TAMAÑO Y APARIENCIA)

CUÁNDO

Durante todo el embarazo.

1	2	3	4	5	6	7	8	9

POR QUÉ

Sus senos aumentarán de tamaño porque sus glándulas productoras de leche crecerán y aumentará el tejido graso. Pueden volverse sensibles. A medida que aumenta el suministro de sangre y se agrandan los vasos sanguíneos, pueden aparecer venas azules.

PRUEBE ESTO

- Use un sostén que soporte con firmeza. Esto aliviará la tensión en el tejido del seno y también en los músculos de su espalda si sus senos son pesados.
- Elija preferentemente un sostén de algodón y no de fibras sintéticas. El algodón permite que la piel respire.
- A medida que cambia el tamaño de los senos asegúrese de que el tamaño de su sostén cambie también. Su sostén debe quedarle bien, sin apretar ni irritar sus pezones. Puede ser que usted necesite un sostén de talla mayor o de otro estilo. Si no puede encontrar un sostén regular cómodo, pruede uno de maternidad o de amamantar.

VENAS VARICOSAS

CUÁNDO

Desde mediados hasta el final del embarazo.

1	2	3	4	5	6	7	8	9

POR QUÉ

Las venas en las piernas pueden sobrecargarse como resultado de la circulación más lenta a causa de la mayor cantidad de sangre, y también por la presión de su útero en crecimiento.

PRUEBE ESTO

- Evite estar de pie mucho tiempo. Si tiene que estar de pie, procure moverse.
- Evite mantenerse en una posición que pueda restringir la circulación en sus piernas. Por ejemplo, no se siente con los muslos contra el borde de una silla y, cuando se siente, no cruce las piernas.
- Descanse varias veces al día con los pies en alto y las piernas levantadas en ángulo con su cuerpo.
- Los ejercicios con las piernas y los pies ayudarán a que su sangre circule mejor (véanse las páginas 77–8).
- Las medias elásticas pueden ayudar. Póngaselas antes de levantarse de la cama, mientras sus piernas están libres de la sangre adicional que las sobrecarga cuando usted está de pie.

MANTÉNGASE SALUDABLE Y EN BUENA FORMA

NUTRICIÓN PARA USTED Y PARA SU BEBÉ

Pirámide guía de los alimentos . . .
    parte por parte
Diagnóstico de dieta personal
Dieta diaria detallada
Sustancias nutritivas que usted y su
    bebé necesitan
    Carbohidratos
    Proteínas
    Grasas
    Vitamin A

Vitaminas B
Vitamina C
Vitamina D
Vitamina E
Vitamina K
Calcio y fósforo
Hierro
Sodio
Trazas de minerales

INFORMACIÓN ACERCA DE LA NUTRICIÓN

Ácido fólico
Aditivos
Adolescentes
Antojos
Cafeína
Calorías
Colesterol
Edulcorantes (artificiales)
Edulcorantes (azúcares)
Fibras

Líquidos
Mujeres de poco peso
Obesidad
Programa "WIC"
Rechazos
Restricción de sodio
Vegetarianismo
Vitaminas (megadosis)
Vitaminas (suplementos
    prenatales)

EJERCICIOS MIENTRAS ESPERA

Ejercicios para el fondo de la pelvis
Mejor postura y más comodidad
Ejercicios para las piernas
Ejercicios para la parte superior de la
    espalda

Ejercicios para los músculos
    abdominales
Técnicas de relajamiento

NUTRICIÓN PARA USTED Y PARA SU BEBÉ ___

Lo que usted come o deja de comer durante el embarazo afecta su salud y comodidad y realmente es muy importante para su bebé en desarrollo. Aunque algunas personas creen equivocadamente que el bebé sin nacer puede obtener todo el alimento que necesita del cuerpo de su madre, aunque ésta no se alimente bien, no es así. Si su dieta carece de las sustancias nutritivas esenciales, su bebé sufrirá las consecuencias junto con usted.

En un tiempo se creía que la placenta servía de barrera para proteger al feto de sustancias dañinas ingeridas por la madre, pero esto tampoco es cierto. Casi todo lo que una mujer embarazada come o bebe, llega al bebé de alguna manera.

Los efectos de la mala nutrición pasan de una generación a la siguiente. Lo que su madre comió antes de que usted naciera, lo que usted comió durante los años de su crecimiento, así como su actual dieta influyen en su bebé por nacer.

Si en el pasado su dieta fue inadecuada por alguna razón, naturalmente ahora es imposible cambiar eso. Si no ha comenzado ya, ahora sí es el momento para comenzar a planear cuidadosamente sus comidas, de modo que usted y su bebé estén bien alimentados.

La Pirámida Guía de los Alimentos, resultado de una investigación, es un plan para alimentarse sanamente que fue desarrollado por expertos en nutrición del Departamento de Agricultura de los EUA (USDA) y por el Departamento de Salud y Servicios Humanos (HHS) de los EUA. La Pirámide provee información básica sobre la nutrición de una manera que le facilita a cualquier persona—embarazada o no—decidir de manera adecuada y sana qué alimentos ingerir cada día. Funciona así:

Cada parte de la Pirámide representa un grupo de alimentos, y usted debe elegir alimentos de cada grupo todos los días. Cada uno de los grupos de alimentos proporciona alguna de las sustancias nutritivas que usted necesita, pero no todas. Por eso, es muy importante equilibrar lo que elija durante el día, para no omitir algo que necesiten usted o su bebé.

PIRÁMIDE GUÍA DE LOS ALIMENTOS... PARTE POR PARTE ___

La información que aparece a continuación explica la Pirámide Guía de los Alimentos parte por parte y nivel por nivel, para que le sea fácil de usar. En cada grupo de alimentos, encontrará el número de raciones o porciones que necesita cada día durante el embarazo, junto con ejemplos de lo que significa una ración o porción. Observe que estos ejemplos son sólo para contar, y no son necesariamente la cantidad de un alimento que usted serviría durante una comida. Por ejemplo, una cena de espagueti o de tacos contaría por dos o incluso tres porciones de pasta o pan, dependiendo del tamaño de la porción.

Usted no necesita perder tiempo pesando o midiendo exactamente las porciones. Emplee el sentido común. Para los platillos que combinen alimentos, determínelo a su juicio. Por ejemplo, unas quesadillas o unos tacos de carne con queso fundido, así como una cacerola de macarrones con queso y atún, puede contar como una porción del grupo de la pasta (tortillas o macarrones), una porción del grupo de las carnes (carne o atún) y una porción del grupo lácteo (queso). En realidad, es un poco más de pasta y un poco menos de carne, pero no se preocupe. Dentro de uno o dos días, todo se equilibrará.

PIRÁMIDE GUÍA DE LOS ALIMENTOS

Guía diaria para elegir sus alimentos

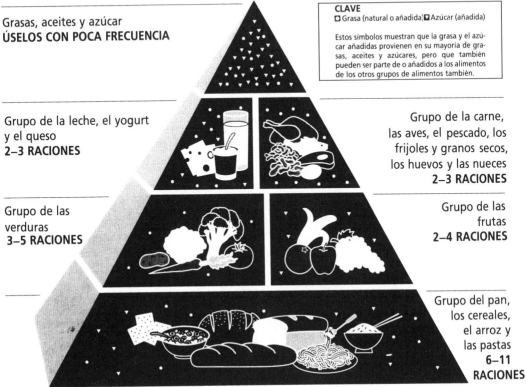

Grasas, aceites y azúcar
ÚSELOS CON POCA FRECUENCIA

CLAVE
◻ Grasa (natural o añadida) ▽ Azúcar (añadida)

Estos símbolos muestran que la grasa y el azúcar añadidas provienen en su mayoría de grasas, aceites y azúcares, pero que también pueden ser parte de o añadidos a los alimentos de los otros grupos de alimentos también.

Grupo de la leche, el yogurt y el queso
2–3 RACIONES

Grupo de la carne, las aves, el pescado, los frijoles y granos secos, los huevos y las nueces
2–3 RACIONES

Grupo de las verduras
3–5 RACIONES

Grupo de las frutas
2–4 RACIONES

Grupo del pan, los cereales, el arroz y las pastas
6–11 RACIONES

SOURCE: U.S. Department of Agriculture/U.S. Department of Health and Human Services

GRUPO DEL PAN

La base de la Pirámide, el fundamento de una dieta saludable, contiene pan, cereales, arroz y pasta. Todos estos alimentos derivan de los granos. Para la población en general, las raciones de este grupo son de seis a once al día. Durante el embarazo, su meta diaria deberá ser por lo menos nueve raciones al día.

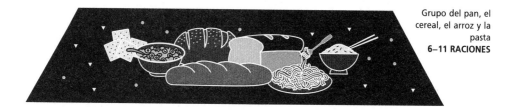

Grupo del pan, el cereal, el arroz y la pasta
6–11 RACIONES

¿QUÉ SIGNIFICA UNA RACIÓN?

1 rodaja o rueda de pan o 1 tortilla
½ taza de pasta cocinada
½ taza de cereal cocinado

½ taza de arroz cocinado
1 onza de cereal listo para comer

Para obtener la máxima cantidad de sustancias nutritivas y fibras naturales de sus raciones, concéntrese en usar, siempre que pueda, granos integrales. Por ejemplo, el pan de trigo integral es más nutritivo que el pan blanco. El arroz "silvestre" y el arroz con corteza son preferibles al arroz blanco refinado. Usted puede aumentar la densidad de sustancias nutritivas de los alimentos que prepara si usa harina de granos integrales (en lugar de harina blanca altamente refinada) o añadiéndole germen de trigo a todo, desde los alimentos que hornea hasta los cereales, la carne molida y los guisos.

Si se pregunta cómo va a poder comerse nueve raciones diarias del grupo del pan, mire de nuevo lo qué constituye una ración. Si usted come galletas (no dulces) o tortillas antes de levantarse para aliviar las náuseas, ya eso constituye una ración. Un pequeño plato de cereal y una tostada al desayuno añade dos más. Un sándwich al mediodía, así como dos tacos, burritos o enchiladas, cuenta por dos raciones del grupo del pan (junto con una ración o más de cualquier grupo que constituye el relleno). Una taza de arroz o pasta y una tortilla o una rueda de pan por la noche añaden tres raciones más. Otras cuantas galletas, un panecillo, otra tostada o tortilla de merienda, completan las nueve raciones.

GRUPO DE LAS VERDURAS

La Pirámide Guía de los Alimentos sugiere una meta general de tres a cinco raciones al día del grupo de las verduras. Durante el embarazo, usted deberá tratar de ingerir al menos cuatro raciones diarias. Varíe su selección de verduras, porque diferentes tipos de verduras proveen diferentes sustancias nutritivas. Usted necesita verduras de hojas verdes (espinaca, brócoli, repollo, berzas, lechuga, acelgas), verduras amarillo oscuro (zanahorias, camotes, calabaza) y verduras con féculas (papas, plátanos, yautía o malanga, maíz, guisantes, habas lima), junto con otras verduras (tomates, cebollas, vainitas, habichuelas tiernas o ejotes verdes o amarillos, calabacitas, chiles y pimientos). Usted no necesita todos los tipos de verduras todos los días, pero no omita ninguna categoría durante más de uno o dos días.

Las legumbres (garbanzos, lentejas, chícharos, frijoles de todo tipo) se pueden usar igualmente como fuente de vitaminas y minerales. Puede contar las legumbres como verduras o sustituirlas por la carne en el grupo de las carnes.

¿QUÉ SIGNIFICA UNA RACIÓN?

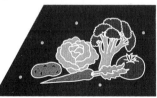

Grupo de las verduras
3–5 RACIONES

½ taza de verduras cocinadas
½ taza de verduras crudas picaditas
1 taza de verduras con hojas, crudas

Las verduras frescas crudas o escasamente cocinadas (cocidas brevemente al vapor o en el horno microondas) son su mejor fuente de fibras y sustancias nutritivas. Las verduras congeladas, sin salsas ni aditivos, son también una elección excelente y son mejores si usted no puede obtener verduras frescas de calidad. Las verduras envasadas o deshidratadas pueden contener azúcar y sal, y lo más probable es que hayan perdido algunas sustancias nutritivas durante la elaboración. No elimine los beneficios de las verduras cocinándolas en aceite o cargándolas de mantequilla o margarina. Recuerde que debe contar el aceite de cocinar o la mayonesa, aderezo de ensaladas, mantequilla o margarina dentro de sus raciones que aparecen en el tope de la Pirámide y que deben ser "usados con poca frecuencia."

GRUPO DE LAS FRUTAS

Las frutas y los jugos de frutas son fuente de sustancias nutritivas básicas tales como las vitaminas C y A y el potasio. Durante el embarazo, debe elegir al menos tres veces al día del grupo de las frutas.

¿QUÉ SIGNIFICA UNA RACIÓN?

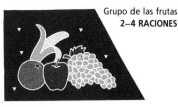

Grupo de las frutas
2–4 RACIONES

1 manzana, pera o naranja de tamaño mediano
½ toronja
1 tajada de melón
1 plátano o guineo
½ taza de fruta picada, cocida o envasada
¾ taza (6 onzas) de jugo puro de fruta
¼ taza de frutas secas, tales como pasas o ciruelas pasas
Las bebidas de frutas, los ponches de frutas y los que se preparan con polvos no cuentan como una ración de fruta porque son elaborados a base de azúcar.

Si necesita más fibras, recuerde que las frutas enteras (frescas o secas) proporcionan más fibras que los jugos de frutas. Evite las frutas envasadas en almíbar espeso, a menos que pueda consumir azúcar porque se lo permiten las raciones. Recuerde que las bebidas y ponches de frutas ya preparados, son sólo agua de azúcar con sabor a frutas. Tome jugos naturales de fruta, sin azúcar.

GRUPO DE LA LECHE

Durante el embarazo, el grupo de la leche en la Pirámide Guía de los Alimentos es especialmente importante. Los productos de leche son la mejor fuente de calcio, al igual que una fuente de proteínas, vitaminas y otras sustancias nutritivas.

¿QUÉ SIGNIFICA UNA RACIÓN?

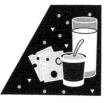

Grupo de la leche, el yogurt y el queso
2–3 RACIONES

1 taza de leche (completa o descremada)
1 taza de yogurt
1¼ onzas de queso natural
2 onzas de queso procesado
1 taza de requesón cuenta como ½ ración de leche porque tiene menos calcio que la leche.

Al elegir alimentos del grupo de la leche, trate de limitar su consumo de grasas mientras consume el máximo de calcio y proteínas. Elija más a menudo leche descremada y yogurt bajo en grasa o sin grasa en lugar de la leche completa. El helado cuenta en el grupo de la leche, pero también cuenta en el tope de la Pirámide en el grupo de las grasas. La nieve, el mantecado o el yogurt helado pueden ser mejores.

GRUPO DE LAS CARNES

La Pirámide Guía de los Alimentos sugiere dos a tres raciones diarias de este grupo, incluyendo carne, aves, pescado, granos secos, huevos y nueces. Durante el embarazo, usted deberá consumir al menos dos raciones diarias, tal vez tres. Si usted consume sólo dos, las cantidades deberán ser un poco más de lo que constituye una ración.

¿QUÉ SIGNIFICA UNA RACIÓN?

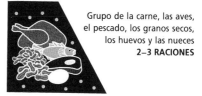

Grupo de la carne, las aves, el pescado, los granos secos, los huevos y las nueces
2–3 RACIONES

2–3 onzas de carne magra cocinada
2–3 onzas de ave cocinada
2–3 onzas de pescado cocinado
Cuente 1 huevo, ½ taza de frijoles secos cocinados o 2 cucharadas de crema de cacahuates como 1 onza de carne magra (alrededor de ⅓ de ración).

En general, un pedazo de carne de 4 onzas es más o menos del tamaño de un juego de barajas, así que de 2–3 onzas sería un tamaño un poco más pequeño.

Escoja carnes magras y prepárelas sin añadirle grasa. Ase, hornee, hierva, en lugar de freír. Recorte cualquier grasa visible antes de cocinar. Es preferible la carne de aves sin pellejo. El pescado (asado, al vapor o hervido) es una excelente elección baja en grasa. Es mejos evitar el tocino y el exceso de grasa al guisar los frijoles.

El pescado envasado (como el atún) en aceite debe ser enjuagado para reducir la grasa. Es mejor el mismo pescado, pero envasado en agua. Aunque a usted le guste la carne y el pescado crudo o poco cocido, el embarazo no es el momento de arriesgarse. Es mejor cocinar debidamente sus hamburguesas y no coma sushi o ceviche hasta que nazca el bebé.

GRASAS, ACEITES Y AZÚCAR

En toda la Pirámide Guía de los Alimentos, encontrará pequeños símbolos que identifican las grasas (naturales o añadidas) y los azúcares (añadidos). Estos símbolos aparecen ocasionalmente en cada uno de los grupos de alimentos, y muestran que las grasas y azúcares pueden existir de manera natural o ser añadidos a cada uno de los grupos de alimentos. Sin embargo, la mayor concentración está en el tope de la Pirámide. Allí es donde hay que llevar cuenta de las grasas, aceites y azúcares que usted añade a lo que come. Allí es donde usted puede y debe tener firme voluntad y controlar su dieta.

Debe limitar las calorías que obtiene de las grasas a un 25–30 por ciento de su total diario. Si elige sabiamente dentro de los diversos grupos en la Pirámide Guía de los Alimentos, podrá mantener su ingestión diaria de grasas dentro de los límites recomendados. Si, por ejemplo, su ingestión de grasas tiende a ser más elevada de lo que debiera ser, use yogurt con bajo o ningún contenido de grasa y compre leche desgrasada en lugar de leche completa. Elija pescado, aves o frijoles en lugar de carne roja. No cargue sus platilles de arroz o tortillas con mantequilla, margarina o crema. Sazone sus verduras al vapor, o microondas, con limón en lugar de mantequilla o margarina. Use con poca frecuencia las grasas y aceites añadidos (el grupo en el tope de la Pirámide).

Grasas, aceites, azúcares
Úselos con poca frecuencia

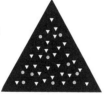

CLAVE
☐ Grasa (natural o añadida) ◪ Azúcar (añadida)

Estos símbolos muestran que la grasa y el azúcar añadidas provienen en su mayoría de grasas, aceites y azúcares, pero que también pueden ser parte de o añadidos a los alimentos de los otros grupos de alimentos también.

¿Qué significa la sugerencia "uselos con poca frecuencia" respecto a los azúcares añadidos? Si su ración diaria recomendada de calorías es de unas dos mil calorías, usted debe de tratar de limitar el azúcar añadida de todos los alimentos a unas diez cucharaditas diarias o menos. A medida que aumenta la ración diaria recomendada de calorías, usted puede añadir una cucharadita por cada aumento de cien calorías. Estas recomendaciones son cantidades promedio durante un plazo de tiempo, no recetas específicas para un solo día. Si usted puede reducir la cantidad de azúcar que consume aún más, mejor. Si una ración de chocolate o una leche con helado va a llenar el tope de la Pirámide con toda una semana de extras en sólo un fin de semana, trate de reducir sus elecciones de alimentos en cuanto pueda.

DIAGNÓSTICO DE DIETA PERSONAL ————

Siga estos pasos y analice si su dieta es adecuada:

1. En el espacio más abajo, lleve una lista de todo lo que come o toma durante un día. Haga lo que haría normalmente durante ese tiempo; no cambie su manera habitual de alimentarse sólo porque lo está escribiendo. Recuerde que lo que usted quiere es tener una imagen exacta de qué alimentos elige.

Lista de alimentos	Comentarios (Véase el paso 3)

2. Al final del día, mire su lista y pase cada alimento a su posición correcta en la Pirámide en blanco que aparece abajo. Observe si los alimentos que usted consume encajan bien en la Pirámide. ¿Tiene espacio suficiente en cada parte de la Pirámide? ¿Tiene demasiados alimentos en el tope de la Pirámide?

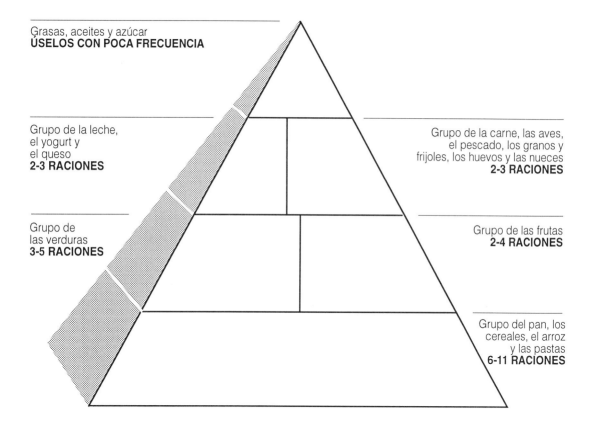

Grasas, aceites y azúcar
ÚSELOS CON POCA FRECUENCIA

Grupo de la leche,
el yogurt y
el queso
2-3 RACIONES

Grupo de la carne, las aves,
el pescado, los granos y
frijoles, los huevos y las nueces
2-3 RACIONES

Grupo de
las verduras
3-5 RACIONES

Grupo de las frutas
2-4 RACIONES

Grupo del pan, los
cereales, el arroz
y las pastas
6-11 RACIONES

3. Observe de nuevo los alimentos que ha elegido. ¿Tiene suficientes proteínas? ¿Calcio? ¿Hierro? ¿Vitamina C? ¿Ácido fólico? ¿Otras vitaminas B? (Veáse de nuevo la parte de este libro que trata acerca de cada una de estas sustancias nutritivas.) En su lista original, anote en la sección *Comentarios* cualquier cambio que usted haría si tuviera que hacerla de nuevo.

DIETA DIARIA DETALLADA _____

Durante todo el embarazo, usted puede usar el Diagnóstico de Dieta Personal (páginas 48–9) siempre que desee, para estudiar cuidadosamente su elección de alimentos y ayudarla a hacer cualquier cambio en su dieta que usted desee para que su salud y la de su bebé sean óptimas. Sin embargo, la mayor parte de la gente no necesita hacer un análisis profundo de su dieta a largo plazo o de modo diario. Una vez que usted entienda cómo usar la Pirámide Guía de los Alimentos, será suficiente anotar las raciones que usted come cada día de cada uno de los grupos de alimentos.

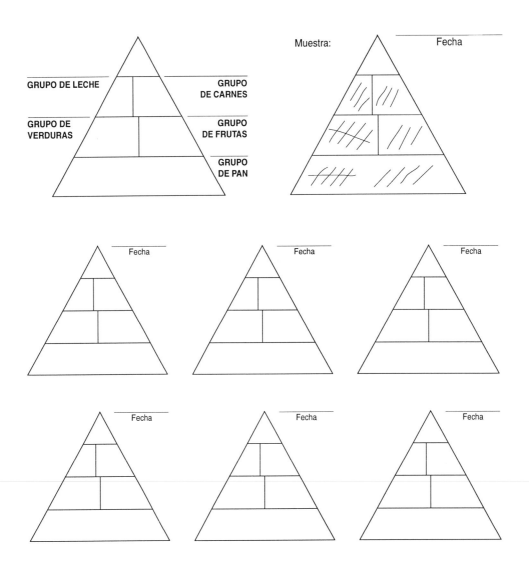

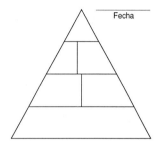 Fecha

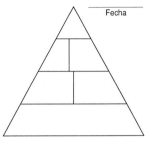 Fecha

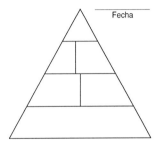 Fecha

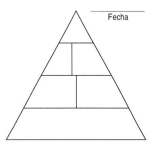 Fecha

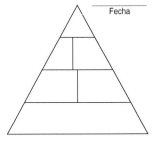 Fecha

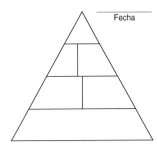 Fecha

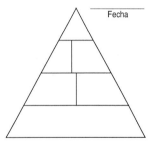 Fecha

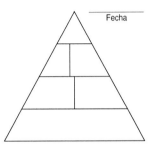 Fecha

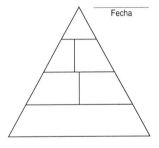 Fecha

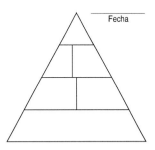 Fecha

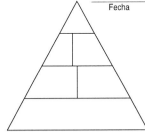 Fecha

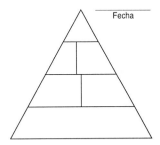 Fecha

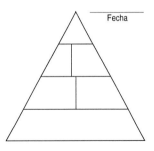 Fecha

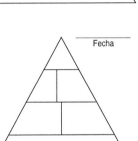 Fecha

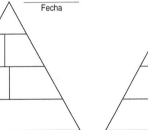 Fecha

SUSTANCIAS NUTRITIVAS QUE USTED Y SU BEBÉ NECESITAN _____

La Pirámide Guía de los Alimentos es su guía para elegir alimentos saludables durante el embarazo y en cualquier otro momento. Aunque la mayor parte de las personas puede seguir con éxito la Pirámide sin comprender en detalle cada una de las sustancias nutritivas que la componen, le puede ser útil aprender más acerca de cada uno de los componentes de una buena nutrición.

A continuación se describen las sustancias nutritivas—carbohidratos, proteínas, grasas, vitaminas y minerales—que usted necesita, y se explica el papel que cada una de ellas desempeña en el embarazo; también, se explica la razón por la cual se han formado los grupos de la Pirámide Guía de los Alimentos. Cuando usted lea acerca del calcio, por ejemplo, podrá ver por qué se le aconseja que elija al menos tres raciones del grupo de la leche cada día. Cuando usted lea acerca de las vitaminas B y los diversos minerales, usted comprenderá la razón por la cual se le aconseja que se asegure de que muchas de sus elecciones de pan, cereal y pasta significan cereales integrales, en lugar de los productos altamente refinados.

Para obtener el máximo beneficio de la siguiente Pirámide Guía de los Alimentos, usted debe ir más allá de elegir el número sugerido de raciones de cada grupo de alimentos. También debe asegurarse de que sus elecciones dentro de cada grupo son las mejores dadas sus circunstancias. La información específica acerca de cada sustancia nutritiva que usted necesita la ayudará a hacerlo.

CARBOHIDRATOS _____

Los carbohidratos, parte esencial de la dieta, son las sustancias nutritivas menos entendidas. Más de la mitad de las calorías que usted ingiere cada día deben provenir de los carbohidratos, que son el combustible que da energía a su cuerpo. Existen dos categorías de carbohidratos: almidones y azúcares. Sin embargo, estos grupos no son iguales ni intercambiables en cuanto a satisfacer sus necesidades de nutrición.

Los carbohidratos complejos o almidones son la base sobre la que se funda una dieta saludable. Los carbohidratos complejos proveen una fuente constante de energía para usted y para su bebé en desarrollo. Usted encontrará los carbohidratos complejos en los granos integrales—del grupo del pan, el cereal, el arroz y la pasta, que aparecen en la base de la Pirámide Guía—y en las verduras y las frutas, los grupos de alimentos cercanos a la base de la Pirámide. Los alimentos que contienen carbohidratos complejos también tienden a ser fuentes ricas en otras sustancias nutritivas básicas, especialmente en las vitaminas B y la vitamina C.

Los carbohidratos sencillos o azúcares pueden ser una fuente de energía rápida, pero el impulso que dan dura poco. Lo peor de todo, desde el punto de vista de la nutrición, son los azúcares refinados, que proporcionan dulzor, calorías vacías y nada para que crezca su bebé. Si usted puede, es mejor satisfacer su ansia por dulces con fruta en lugar de una barra de dulce, un postre o un refresco dulce hecho con azúcar refinada. Además de la energía de los azúcares naturales de la fruta, usted obtiene vitaminas y minerales, así como fibra para su dieta.

A medida que usted planifique lo que va a comer durante su embarazo, los carbohidratos deben desempeñar un papel principal. Sin embargo, por cada ración de alimentos ricos en carbohidratos, recuerde que lo que usted quiere son carbohidratos complejos, densamente llenos de sustancias nutritivas, no simplemente carbohidratos dulces pero vacíos a nivel de nutrición.

PROTEÍNAS

Las proteínas son sustancias químicas complejas que tienen dos funciones importantes. Una función es servir como material de construcción para el tejido del cuerpo. Desde el pelo hasta las uñas de los pies, la mayor parte de su cuerpo—sus huesos, la sangre, los músculos y otros tejidos—están hechos principalmente de proteínas. La segunda función es actuar como enzimas que regulan las reacciones químicas que mantienen al cuerpo creciendo y en funcionamiento.

Cuando usted comprende las dos funciones de las proteínas, es fácil darse cuenta de lo importante que es esta sustancia nutritiva para un niño por nacer. El feto en desarrollo construye nuevos tejidos y experimenta reacciones químicas a una velocidad muy grande. Las proteínas son vitales para este proceso.

Demasiado poca proteína en la dieta de una mujer embarazada puede dañar tanto la calidad como la cantidad del crecimiento del feto. Las proteínas son esenciales para la producción de células cerebrales, y la futura capacidad mental de un niño puede sufrir por la dieta de su mamá. Un suministro adecuado de proteína antes del nacimiento está directamente relacionado con la construcción de huesos fuertes y dientes sanos.

Las proteínas están compuestas por sustancias llamadas aminoácidos. Se han identificado más de veinte aminoácidos diferentes en las células de su cuerpo. Usted puede fabricarlos todos menos ocho de ellos. Estos ocho, llamados aminoácidos esenciales, deben ser suministrados por sus alimentos. Las proteínas completas son las que contienen suministro adecuado de estos ocho aminoácidos esenciales. Las proteínas incompletas son las que carecen o tienen muy pocos de uno o más aminoácidos esenciales.

Si usted ingiere una proteína incompleta al mismo tiempo que una completa, su cuerpo puede combinar los aminoácidos para formar proteínas completas adicionales. Los macarrones y el queso, el cereal y la leche, los tacos con carne o pollo y el arroz con mariscos o pollo son ejemplos de cómo usted puede combinar una proteína completa con una incompleta. Ciertas combinaciones de dos o más proteínas incompletas también formarán proteínas completas, pero estas combinaciones son útiles sólo cuando una fuente de alimentos suministra los aminoácidos que faltan en la otra. Los frijoles guisados y el pan de maíz, la crema de cacahuates con pan integral y las tortillas con frijoles y queso son ejemplos de combinaciones de proteínas incompletas que se complementan entre sí para formar proteínas completas.

¿Cúanta debe ser la cantidad de proteínas diarias que usted debe ingerir durante el embarazo? Una ingestión diaria de aproximadamente 70 a 80 gramos de proteínas ha sido recomendada para las mujeres embarazadas por la Junta de Alimentos y Nutrición de la Academia Nacional de Ciencias. Esto representa un aumento de 30 gramos diarios sobre la cantidad recomendada para las mujeres no embarazadas. Sin embargo, algunos expertos en nutrición consideran que estas cifras son demasiado bajas y recomiendan de 90 a 100 gramos de proteínas al día, especialmente durante la primera mitad del embarazo. El aumento en la necesidad es gradual. A medida que el niño aumenta de tamaño, aumenta la necesidad de proteínas.

Si usted tiene preguntas acerca de cuánta proteína debe ingerir, pregúntele a su partero. Los grupos en la Pirámide Guía de los Alimentos están destinados a asegurar suficiente consumo de proteínas en la dieta diaria. Debido a que las necesidades de proteínas aumentan durante el embarazo, es importante elegir cuidadosamente los alimentos ricos en proteínas. Usted deberá tratar de tener el mayor número posible de raciones en la categoría sugerida de bloques cuajados de proteínas en la Pirámide. (Son la leche, el yogurt y el queso, así como el grupo de la carne, las aves, el pescado y los granos secos, los huevos y las nueces. La elección cuidadosa del pan, el cereal y la pasta también puede mejorar su ingestión de proteínas.)

GRASAS

La grasa desempeña un papel importante en los tejidos del cuerpo. La grasa proporciona energía y la ayudará a usted y a su bebé en desarrollo a absorber el calcio y las vitaminas solubles en grasa (A, D, E y K). Las grasas se encuentran en los alimentos de proteína animal tales como la leche, la carne y los huevos, especialmente las yemas. Otras importantes fuentes en su dieta son los granos, las nueces, las semillas y los aceites hechos de ellas.

Una dieta sin grasa no sería saludable ni posible. Entre las sustancias nutritivas que suministran a su dieta las grasas están el ácido linoleico, un ácido graso esencial que su cuerpo no puede fabricar por su cuenta. Sin embargo, la mayor parte de las personas consumen más grasa de la que necesitan. En este país, la manera poco saludable de consumir alimentos, en la cual 40 por ciento o más de las calorías provienen de las grasas, es lo más común.

Las grasas de los alimentos son mezclas de tres tipos de ácidos grasos: poli-no-saturados, monosaturados y saturados. Las dietas que son excesivamente ricas en grasas, especialmente en grasas saturadas, están relacionadas con la obesidad, la enfermedad cardíaca y varias formas de cáncer. Las mayores cantidades de grasas saturadas se encuentran en alimentos de proveniencia animal (carne y lácteos) y ciertos aceites vegetales tropicales, tales como el aceite de palma o el de coco.

Se recomienda que no más del 30 por ciento de las calorías en la ingestión diaria de alimentos de una persona se derive de la grasa. Algunos expertos en nutrición sugieren que se reduzca esta cantidad a un 25 por ciento. Sólo una tercera parte del consumo total de grasa debe provenir de las grasas saturadas. Durante el embarazo, al igual que en otros momentos, sería conveniente limitar las calorías que usted recibe de las grasas a un 25 a 30 por ciento de su total diario.

Si usted elige sabiamente entre los diversos grupos de la Pirámide Guía de los Alimentos, usted podrá mantener su ingestión diaria de grasa dentro de los límites recomendados. Si, por ejemplo, su ingestión de grasa tiende a ser más elevada de lo que debiera ser, use yogurt bajo en grasa o sin grasa, y use leche descremada en lugar de leche completa. Elija pescado, frijoles o aves preferentemente en lugar de carne roja.

No cargue sus platillos de arroz o las tortillas con mantequilla, margarina o mayonesa. Aderece sus ensaladas con jugo de limón en lugar de salsas grasosas y mantequilla o crema. Use grasas y aceites añadidos (el grupo en la punta cima de la Pirámide) con poca frecuencia, si es que los usa.

VITAMINA A

La vitamina A, que es necesaria para el crecimiento y la reparación de las membranas celulares, desempeña un papel importante en el desarrollo del feto y en su propio bienestar. La vitamina A ayuda a mantener la salud y el estado suave y húmedo de las células en la parte externa de la piel y en el revestimiento del estómago, de los intestinos, el sistema respiratorio y del hígado. La vitamina A está relacionada con la salud de los ojos y la prevención de la "ceguera nocturna."

La mejor fuente de vitamina A en su dieta está en el aceite de hígado de pescado y en el hígado de aves y reses, en las naranjas o en los vegetales amarillos, en las frutas anaranjadas o amarillas y en las verduras de hojas verdes. Otros alimentos que suministran la vitamina A incluyen la yema de huevo, la leche completa, la mantequilla o margarina y algunos quesos.

La vitamina A es frágil y sensible al aire. La prolongada exposición al aire o al calor de la cocina pueden destruir gran parte de la vitamina antes de que llegue a la mesa y a usted. Para conservar la mayor parte posible de vitamina A durante la preparación de los alimentos, cocine brevemente las verduras si es que las cocina, use envases cubiertos y sírvalas pronto.

La vitamina A es una vitamina soluble en grasas, lo cual significa que el cuerpo requiere la presencia de grasas de la dieta con el fin de usar esta vitamina. Sin embargo, usted deberá evitar tomar aceite mineral, porque el aceite mineral no es absorbido por el cuerpo y puede enlazar la vitamina A y las otras vitaminas solubles en grasa (D, E y K) y llevárselas de manera que no puedan ser usadas a medida que pasan por sus vías digestivas.

Betacarotene, el pigmento que da color a verduras tales como las zanahorias, el camote y la calabaza, es una sustancia química natural que el cuerpo puede convertir en vitamina A útil. Es betacarotene la que hace que las verduras y las frutas amarillas sean fuente rica y segura de vitamina A.

Debido a que un exceso de vitamina A se puede almacenar en los tejidos del cuerpo y puede causar daño, usted no deberá autorrecetarse suplementos de esta vitamina por su cuenta. Las dosis excesivas de vitamina A han sido relacionadas con defectos de nacimiento. Si usted toma un suplemento de vitaminas recetadas antes del parto, la fórmula será especialmente preparada para mantener a la vitamina A dentro de ciertos límites. Las fuentes de vitamina A de los alimentos, a menos que se consuman los alimentos en exceso extraordinario, no causarán sobredosis. Si usted sigue la Pirámide Guía de los Alimentos y obtiene su vitamina A (o betacarotene) de fuentes de alimentos tales como las verduras amarillas en las cantidades recomendadas, usted podrá obtener la cantidad de esta sustancia nutritiva que necesita, sin peligro.

VITAMINAS B

El complejo de vitaminas B incluye la tiamina (B_1), la riboflavina (B_2), la niacina, la vitamina B_6, la folacina (ácido fólico), la biotina, la vitamina B_{12} y el ácido pantoténico. Un suministro adecuado durante el embarazo es necesario para la adecuada división de las células y el crecimiento del feto. Las vitaminas B ayudan al cuerpo a reaccionar a la tensión. Esto puede resultar especialmente importante durante su embarazo. Estas vitaminas la ayudarán a digerir los carbohidratos y las proteínas.

La folacina, que es necesaria para hacer ADN (DNA, en inglés) y ARN (RNA, en inglés), es una sustancia nutritiva vital, especialmente durante el embarazo. La necesidad que tiene una mujer del ácido fólico de la vitamina B se duplica durante el embarazo (véase la página 62). La deficiencia de ácido fólico ha sido relacionada con un riesgo más elevado del normal de tener un niño con defectos en los nervios.

Las mujeres cuyas dietas tengan elevado nivel de proteínas pero bajo nivel de complejo de carbohidratos y vitamina B_6 pueden experimentar más náusea del embarazo (enfermedad de las mañanas) que aquellas cuya ingestión de esta vitamina sea suficiente (véase la página 35). Las deficiencias graves de vitamina B_6 han sido relacionadas con desórdenes de la sangre y retraso mental. Aunque las causas de la preeclampsia (véase la página 115) no han sido identificadas con certeza, las mujeres mal alimentadas pueden estar en un peligro más elevado de padecer esta condición. Las vitaminas B desempeñan un papel importante en la capacidad del cuerpo para utilizar las principales sustancias nutritivas.

Las vitaminas B son solubles en agua, y su exceso pasa al exterior con la orina en lugar de quedar acumulado en el cuerpo. Debido a esto, es necesario tomarlas a diario. Otro factor importante que hay que recordar acerca de las vitaminas B es que funcionan juntas, como un equipo, así que una en particular no debe ser omitida o ingerida en dosis mucho mayores que las demás.

Las fuentes de vitaminas B en los alimentos se encuentran en los granos integrales completos (trigo, arroz marrón, germen de trigo), el hígado y otras carnes de órganos, las verduras con hojas, la leche y los huevos. Las vitaminas B son bastante frágiles y se destruyen fácilmente al pasar por procesos de refinación y cocción. Debido a esto, puede ser difícil asegurarse de que está tomando lo suficiente en su dieta, incluso si elige sabiamente sus alimentos y los trata de preparar con cuidado. Muchos parteros sugieren un suplementos prenatal de vitaminas como seguridad total.

VITAMINA C

Se necesita vitamina C en cantidad suficiente para que las paredes de las células y los vasos sanguíneos sean fuertes. Esta vitamina ayuda al organismo a utilizar la Vitamina A, el ácido fólico y el hierro. El reblandecimiento de las encías y las hemoragias nasales, molestias comunes del embarazo, se controlan a menudo aumentando la ingestión de vitamina C. La necesidad de ingerir vitamina C aumenta con la tensión, la enfermedad y el hábito de fumar.

La vitamina C se encuentra en las frutas cítricas (toronjas, chinas o naranjas, limones, limas, mandarinas), melones y sandías, papayas, fresas, tomates, papas, brócoli, col o repollo, pimientos y chile (ají). Se necesita tomar a diario vitamina C porque el organismo no almacena esta vitamina.

El calor y el contacto con el aire destruyen fácilmente esta vitamina. Se disuelve en líquido. Debido a esto, hay que preparar con cuidado las verduras que contengan vitamina C. No las cocine por anticipado, use la menor cantidad posible de agua al cocinarlas y mantenga el recipiente tapado hasta el momento de servirlas.

Durante el embarazo, debe tomar sólo las cantidades de vitamina C recomendadas por el médico, aunque en otras ocasiones usted tome dosis mayores. Recuerde que su bebé es muy pequeño, y una dosis que puede ser segura para usted puede resultar excesiva para su bebé. El sistema del bebé que debe trabajar muy duro para resistir sobredosis de vitamina C antes del nacimiento, puede tener dificultad para usar la vitamina C con eficacia más adelante.

VITAMINA D

Su cuerpo requiere vitamina D para regular la absorción de calcio. Posiblemente, la mejor fuente de vitamina D es la luz del sol, aunque puede ser que no sea práctico confiar en el Sol para lo que usted necesita. Si usted pasa algún tiempo al sol, puede absorber vitamina D a través de la piel. La mayor parte de la leche que se vende en las tiendas está reforzada con vitamina D, y esta es, con toda probabilidad, la mejor manera de obtener la cantidad que usted necesita en su dieta diaria. Además de la leche fortificada con vitamina D, los alimentos que la contienen son: yemas de huevo, hígado, mantequilla o margarina fortificada, camarones, salmón, sardinas, atún, arenques y macarelas (herring and mackerel, en inglés). El aceite de higado de pescado es una fuente altamente concentrada de vitamina D que se puede tomar, si se requiere, como complemento vitamínico.

Durante el embarazo, la cantidad diaria recomendada de vitamina D es 400 UI (*International Units*: IU, en inglés). El organismo almacena la vitamina D y es posible acumular demasiada. Las cantidades excesivas de vitamina D pueden ser dañinas para el bebé en desarrollo. No es conveniente ingerir un suplemento de vitaminas que no haya sido recetado.

VITAMINA E

Un suministro adecuado de vitamina E, que ayude a mantener la integridad de las membranas celulares, está relacionado con las pautas de crecimiento normales y con la capacidad del organismo para reaccionar a la tensión. La vitamina E es necesaria para que el organismo digiera las grasas poli-no-saturadas (aceites vegetales). La vitamina E es antioxidante, lo cual ayuda a proteger las células del daño causado durante la descomposición de las grasas. La investigación más reciente sugiere que el papel que desempeña la vitamina E en ayudar al organismo a resistir los efectos de la tensión y el proceso de envejecimiento puede ser aún más importante que lo que se creía antes.

La mejor fuente de vitamina E se encuentra en el germen de trigo, el aceite de germen de trigo, el aceite de semillas de girasol, el aceite de soya, el aceite de maíz y la margarina de aceite de maíz, las almendras, las avellanas, los cacahuates (maní), la crema de maní o cacahuates, el aceite de cacahuate, el aceite de hígado de bacalao, las langostas, el salmón y los granos enteros.

El calor, el oxígeno y la congelación destruyen la vitamina E. Si usted toma un suplemento de vitaminas que contiene vitamina E, es mejor que lo tome con alimentos que contengan grasas. Tome su suplemento de hierro a otra hora, tal vez ocho horas antes o después. Si se toman a la misma hora del día, algunos suplementos que contienen hierro (por ejemplo, sulfato ferroso) destruyen la eficacia de la vitamina E.

VITAMINA K

La vitamina K es necesaria para la coagulación de la sangre. Normalmente, la mejor fuente de vitamina K se encuentra en su propio cuerpo, que la puede sintetizar de los alimentos en el intestino. Las fuentes de vitamina K se encuentran en las verduras de hojas verdes tales como el repollo o la col, la espinaca y las berzas, la coliflor, las hojas tiernas de los nabos, la lechuga y los espárragos. Además de estas verduras, se encuentra vitamina K en la carne de cerdo, el trigo integral, la avena, los tomates y las zanahorias.

Después del parto, algunos parteros recomiendan que el recién nacido reciba una inyección de vitamina K para impedir posibles hemorragias durante los primeros días de vida, hasta que los intestinos del bebé sean capaces de producir vitamina E por su cuenta.

CALCIO Y FÓSFORO

Es importante un buen suministro de calcio para el desarrollo de los huesos y los dientes. Si su dieta no contiene suficiente calcio, su bebé tratará de tomar lo que necesita del suministro almacenado en sus huesos. Si no consume suficiente calcio en su dieta diaria, usted puede estar irritable y tener dificultad para dormir. Se cree que los dolorosos calambres en las piernas, así como los dolores en el útero, están relacionados con la deficiencia de calcio.

Durante el embarazo, procure obtener la recomendada cantidad de 1,200 a 1,300 mg de calcio por día. A fin de absorber calcio con eficiencia, su organismo requiere la presencia de vitamina D y de cantidades moderadas de grasa. Por lo tanto, la leche completa o fortalecida es una fuente más eficiente de calcio que la leche desnatada o descremada. Sin embargo, puede haber otras razones dietéticas por las cuales usted prefiera la leche descremada. Si es así, usted puede incrementar la absorción de calcio tomando la leche descremada cuando consume otra fuente de grasas, tales como ensaladas con aderezo de aceite o una tostada con mantequilla.

El calcio puede combinarse con las sustancias de otros alimentos y asumir formas que son más difíciles de absorber. Entre los alimentos que pueden hacer menos eficiente el uso del calcio por el organismo están la espinaca, hojas de betabel (remolacha), debido a su contenido de ácido oxálico. El chocolate, los dulces y otros carbohidratos muy concentrados pueden también interferir con la absorción del calcio. Por ejemplo, un vaso de chocolate con leche proporcionará menos calcio fácilmente utilizable que un vaso de leche pura. Sin embargo, si usted no puede o no quiere tomar leche sola, es mejor que la tome con chocolate a que no la tome de ninguna manera.

Los siguientes alimentos son una buena fuente de calcio. Cada una de estas cantidades enumeradas contiene aproximadamente 300 mg de calcio, la misma cantidad que 1 taza de leche.

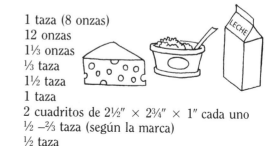

leche	1 taza (8 onzas)
requesón	12 onzas
queso no procesado	1⅓ onzas
leche en polvo	⅓ taza
helado (nieve, mantecado)	1½ taza
yogurt	1 taza
tofu (requesón de frijol de soya)	2 cuadritos de 2½″ × 2¾″ × 1″ cada uno
salmón (envasado, con espinas)	½ –⅔ taza (según la marca)
queso ricotta	½ taza

Agregar leche en polvo a las hamburguesas, cereales, alimentos horneados o mezclas para batir o licuar aumenta el suministro de calcio. Si usted necesita un antiácido, pruebe los "Tums," que contienen un suplemento de calcio. Consulte a su partero, aunque generalmente se considera que los "Tums" son seguros durante el embarazo.

El calcio y el fósforo mineral deben estar en equilibrio para disfrutar de buena salud. Si usted se guía por la Pirámide Guía de los Alimentos, probablemente obtendrá el equilibrio que necesita en su dieta diaria. Las mejores fuentes de fósforo son la carne, el pescado, las aves y los huevos. La leche y otros productos lácteos también tienen un alto contenido de fósforo y de calcio.

Un exceso de fósforo en relación con el calcio puede causar deficiencia de calcio. Cuando usted elija sus alimentos diarios empleando la Pirámide Guía de los Alimentos, puede evitar un desequilibrio entre el calcio y el fósforo si presta atención a su consumo de calcio utilizable y se asegura de que sea suficiente. Los refrescos pueden contener grandes cantidades de fósforo (en forma de ácido fosfórico), que puede alterar el equilibrio calcio-fósforo del organismo. Esta es una razón más para evitar las sodas y los refrescos de dieta durante el embarazo.

No use harina de hueso, dolomita o cualquier preparado que contenga esas sustancias como complementos del calcio mientras esté embarazada o amamantando a su bebé. Se ha encontrado en muestras de estos complementos minerales un contenido peligrosamente elevado de plomo, lo que podría dañar gravemente al bebé nonato o a un recién nacido. El plomo puede atravesar la placenta y llegar al feto desde el cuerpo de la madre, y puede ser transmitido al infante a través de la leche de la madre.

HIERRO

Durante el embarazo se necesita aumentar el suministro de hierro para tener una hemoglobina sana. Ésta es la sustancia que transporta oxígeno de los glóbulos rojos de su sangre. La anemia que resulta del suministro inadecuado de hierro puede causar extrema fatiga en la madre, así como una disminución en el suministro de oxígeno a su bebé (véase la página 25).

Probablemente, su necesidad de hierro se duplicará durante el embarazo. Para algunas mujeres, resulta muy difícil satisfacer la mayor necesidad de hierro contando solamente con cambios en la dieta. Por lo tanto, se recomienda que tomen un suplemento de hierro. Sin embargo, usted debe hacer un esfuerzo por comer alimentos ricos en hierro incluso si toma suplemento de hierro. En general, el cuerpo puede aprovechar mejor el hierro que proviene de los alimentos.

Los alimentos que proporcionan hierro son el hígado de res o de cerdo, el riñón, la ternera, otras carnes, las aves y el pescado, el frijol soya, las ostiones u ostras, las frutas secas (albaricoques o chabacanos, melocotones, ciruelas), el jugo de ciruelas, las yemas de huevo, el germen de trigo, las nueces, los frijoles, los garbanzos y la melaza o miel de caña. Observe que las frutas secas y el jugo de ciruelas pueden aliviar el estreñimiento y proporcionar hierro.

Su cuerpo absorberá el hierro más fácilmente si lo toma con alimentos con alto contenido de vitamina C. Por ejemplo, usted podrá absorber más hierro de sus alimentos si toma un vaso de jugo de naranja con su comida. El hierro proveniente de los alimentos de origen animal (carne, aves, pescado) tiende a absorberse con más rapidez que el hierro proveniente de otras fuentes. Se puede haber añadido hierro a ciertos cereales y panes enriqecidos que, aunque no sean la mejor fuente de este mineral, pueden aportar también al suministro de hierro disponible para su organismo.

Si su partero receta un complemento de hierro, asegúrese de tomarlo según las indicaciones, para que le aproveche más. Por lo general, es mejor tomar un complemento de hierro a una hora diferente de aquella en la que toma sus vitaminas prenatales.

SODIO

El sodio, un mineral que se encuentra en cierta cantidad en casi todos los alimentos, es necesario para mantener el equilibrio de líquidos en el organismo. La sal de mesa contiene un 40 por ciento de sodio. Durante el embarazo, el cuerpo de la mujer puede necesitar más sodio que de costumbre debido al aumento en el volumen de su circulación. Sin embargo, muchas personas consumen regularmente mucho más sodio del que necesitan. Si usted es una de estas personas, puede ser que le aconsejen que use poca sal y que elija sus alimentos entre los que no contienen cantidades excesivas de sodio. (Véase Restricción de sodio, páginas 72–3.)

La moderación en el consumo de sodio es probablemente la medida más prudente que debe seguir durante el embarazo y en todo momento. Recuerde que en gran parte de los alimentos que usted consume hay sodio. Si usted sigue la Pirámide Guía de los Alimentos y come diversos alimentos de diversos grupos de alimentos es lo más seguro que su dieta diaria contenga suficiente sodio sin tener que esforzarse. Toda la sal que utilice en la preparación de los alimentos o en la mesa deberá ser sal yodada o sal de mar, para proporcionarle trazas del mineral yodo además del sodio.

TRAZAS DE MINERALES

Durante el embarazo, el organismo requiere varios minerales diferentes para la salud materna y el mejor desarrollo posible del bebé. Los minerales que se requieren solo en cantidades muy pequeñas son llamados a veces "trazas de minerales." Aunque la cantidad que se requiere de cada uno puede ser pequeña, eso no significa que sea insignificante.

Las trazas del mineral yodo son necesarias para que la tiroides funcione saludablemente. La carencia grave de yodo puede estar relacionada con un crecimiento anormal del feto, pero es muy improbable que se presente tal deficiencia si los alimentos que usted elije son balanceados y usted usa sal de mar o sal yodada con moderación. Los crustáceos o mariscos son una excelente fuente de yodo.

Si se ingiere en exceso azúcar refinada junto con productos hechos de granos altamente refinados y procesados, esto puede interferir con la asimilación del cromo. La investigación más reciente sugiere que la deficiencia de cromo puede estar asociada con la diabetes de la gestación. La mejor manera de asegurarse de que su dieta incluye suficiente cromo es asegurarse de que el pan, los cereales y las pastas que elija según la Pirámide Guía de los Alimentos sean productos hechos con granos integrales. La levadura es una fuente suplementaria de cromo y muchas otras sustancias nutritivas. Otros alimentos que contienen cromo son las carnes, los hongos o champiñones y los espárragos.

Las trazas del mineral cinc son importantes en la dieta para lograr la síntesis de las proteínas y el crecimiento del feto. El cinc, al igual que el cromo, es eliminado de los alimentos altamente refinados de la dieta moderna. Los alimentos que contienen cinc son las ostras, el arenque y el germen de trigo. El cinc se encuentra también en los granos integrales, la carne de res, el hígado, los cacahuates, las nueces, las almendras, los huevos, las sardinas y las papas.

Las trazas del mineral magnesio parecen tener importancia especial durante el embarazo. Una deficiencia de magnesio puede estar relacionada con la pre-eclampsia o con la hipertensión durante el embarazo. El magnesio desempeña un importante papel en el metabolismo y en la síntesis de las proteínas. Entre los alimentos que contienen magnesio están el germen de trigo, el afrecho, los granos integrales y las nueces. Algunas verduras de hojas también pueden proporcionar magnesio.

El potasio es un mineral que, en trazas, es muy necesario para la flexibilidad muscular, el equilibrio del contenido de líquidos en el organismo y la síntesis de las proteínas. Trabaja con otros minerales, tales como el calcio, el magnesio y el sodio, para ayudar a impedir los calambres musculares. Las mujeres embarazadas pueden tener mayor tendencia a sufrir el desequilibrio de minerales que causa los calambres. Se puede obtener fácilmente un suministro adecuado de potasio en la dieta regular Las mejores fuentes de potasio son las papas, los camotes (batatas o boniatos), la calabaza, los albaricoques secos, las pasas, los guineos o bananas, el aguacate, el pescado (sol, salmón, sardinas, bacalao, atún, merluza, vieiras), los hongos o champiñones, el afrecho y el germen de trigo. Las verduras de hojas verdes son una fuente de potasio, al igual que la mayor parte de las carnes, las verduras y los frijoles.

Las trazas de mineral selenio parecen desempeñar un papel en la prevención de las enfermedades y al estimular el sistema de inmunidad. Aunque se sabe que se necesita tener un poco de selenio en la dieta, su exceso puede ser tóxico. Debe evitar ingerir suplementos de selenio (así como de cualquier otra sustancia) cuando no se lo recete su doctor. Una dieta rica en proteínas puede proporcionar todo el selenio que usted necesita, debido a que muchos alimentos de alto contenido proteínico también contienen selenio. Entre las mejores fuentes de selenio se encuentran: los pescados (especialmente el atún), el pan de trigo integral, el hígado y otras vísceras, y el arroz.

Entre las otras trazas de minerales que su cuerpo necesita están el cobre, el azufre, el manganeso y el cloro. Es poco probable que usted sufra deficiencia de estos minerales si mantiene una dieta promedio durante el embarazo.

Si usted sigue la Pirámide Guía de los Alimentos y come diversos alimentos de distintos grupos de alimentos, es probable que su dieta diaria contenga las sustancias nutritivas—incluyendo las trazas de minerales—que usted necesita. Además, tiene la seguridad adicional de que los diversos suplementos de vitaminas para el embarazo contienen también minerales básicos.

INFORMACIÓN ACERCA DE LA NUTRICIÓN

La sección siguiente de *Mientras espera* contiene una lista alfabética de temas de interés general relacionados con la nutrición. En ellos encontrará sugerencias para resolver varias situaciones, tales como los "antojos" y el rechazo de ciertos alimentos, los edulcorantes artificiales, la restricción del consumo de sal, y la cantidad de líquidos que puede tomar. Se ofrecen consejos especiales para la nutrición durante el embarazo de las adolescentes, las mujeres con exceso de peso, las mujeres con muy poco peso y las vegetarianas.

Aquí, usted o su partero deben anotar los temas que les interesa especialmente leer debido a sus circunstancias especiales.

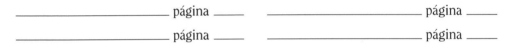

_____ página _____   _____ página _____

_____ página _____   _____ página _____

ÁCIDO FÓLICO

El ácido fólico (también llamado folacina o folato), es una de las vitaminas B. El ácido fólico, que desempeña un papel importante en el crecimiento de las células y en el desarrollo del ADN y el ARN (DNA y RNA, en inglés), es una sustancia nutritiva de especial importancia durante el embarazo. La ración diaria recomendada, en los EUA, de ácido fólico para la población en general es de 0.4 mg, y las mujeres embarazadas necesitan el doble de esta vitamina B: 0.8 mg. Las mujeres que carecen de ácido fólico tienen más posibilidad de tener un bebé con defectos del sistema nervioso. La investigación más reciente ha demostrado que la incidencia de defectos del sistema nervioso se puede reducir al menos a la mitad cuando la mujer toma ácido fólico durante las primeras semanas del embarazo.

El ácido fólico deriva su nombre de la palabra *folium*, que en latín quiere decir hoja, esto le puede ayudar a recordar que la mejor fuente de ácido fólico en su dieta son las verduras de hojas verdes, tales como la espinaca, las berzas, acelgas, el brócoli, la lechuga, los repollos de Bruselas y los espárragos. Use verduras crudas para las ensaladas y las meriendas o cocínelas poco tiempo al vapor o en el horno de microondas. Al igual que otras vitaminas B, el ácido fólico es frágil y se pierde fácilmente cuando se guardan, preparan o cocinan las verduras. Otras fuentes de ácido fólico en su dieta son las naranjas, el jugo de naranja, los granos integrales, las lentejas y los cacahuates. Algunos cereales para el desayuno tienen un refuerzo de ácido fólico, y se ha propuesto añadir ácido fólico al pan y a otros productos de granos. Es importante leer con cuidado las etiquetas de los productos.

Debido a que el ácido fólico desempeña un papel tan importante en el desarrollo de las células desde el mismo comienzo del embarazo, algunos parteros recomiendan que las mujeres tomen un suplemento de vitaminas que contenga ácido fólico, incluso antes de concebir.

ADITIVOS

Hoy día, se incluyen aditivos de una u otra clase en la mayoría de los alimentos procesados. Algunos son dañinos y otros no. Varios de ellos no han sido probados minuciosamente como para estar seguros de sus efectos. Durante el embarazo, es preferible tener cuidado y planear las comidas de modo que se eviten siempre que sea posible los aditivos que puedan ser peligrosos.

Esta tabla la ayudará a hacerlo.

Aditivo	En qué se usa	Qué hacer
Colorantes artificiales para alimentos, especialmente Azul No. 1, Azul No. 2, Rojo cítrico No. 2, Verde No. 3, Rojo No. 3 y Amarillo No. 6. (en inglés: *Blue No. 1, Blue No. 2, Citrus Red No. 2, Green No. 3, Red No. 3, and Yellow No. 6*)	Los colorantes artificiales se encuentran en una amplia variedad de productos, desde perros calientes hasta caramelos y alimentos cocidos.	Evitarlos. La mayoría no han sido bien probados. Se sabe que algunos causan cáncer en animales de laboratorio. Se sospecha que algunos causan hiperactividad. Todos son innecesarios.
Edulcorantes artificiales (*Artificial sweeteners*, en inglés)	Acesulfamato K, aspartame o sacarina, se usan en los refrescos o sodas y los alimentos de dieta.	Evitarlos. El acesulfamato K no ha sido bien probado. Aunque alguna investigación indica que el aspartame es seguro, se sospecha que causa daño en el cerebro de las personas sensibles y que no debe ser usado por personas que sufran fenilquetonuria (*PKU*, en inglés) (véase la página 69). Usted puede alimentarse bien sin ellos. Se sabe que la sacarina causa cáncer en animales de laboratorio.

Aditivo	En qué se usa	Qué hacer
Sabores artificiales (*Artificial flavoring*, en inglés)	Cientos de sustancias químicas diferentes se usan en lugar de los sabores naturales. En la etiqueta se les identifica sólo como "sabor artificial."	Evitarlos. Se encuentran a menudo en comidas instantáneas. El producto verdadero puede ser más nutritivo. Algunos pueden causar hiperactividad. Los alimentos con sabores artificiales no son necesarios en su dieta.
BHA (Hidroxianisol butilado) y BHT (Hidroxitolueno butilado)	EL BHA y el BHT se usan en ciertos cereales, papas fritas, aceites y chicles. Son antioxidantes que se usan como preservativos para evitar que el aceite se ponga rancio.	Evitarlos. En un estudio hecho en Japón en 1982, el BHA causó cáncer en las ratas, aunque otras investigaciones sugieren que son seguros. Los resultados de las investigaciones del BHA son mixtos. Tanto el BHA como el BHT pueden ser remplazados por sustitutos más seguros.
Cafeína (*Caffeine*, en inglés)	La cafeína es un estimulante que se encuentra en estado natural en el café, el té y el chocolate, y se añade a las sodas.	Evitar o limitar. Su uso excesivo ha sido relacionado con abortos naturales o defectos congénitos, aunque recientes investigaciones sugieren que el uso moderado puede no ser dañino durante el embarazo. La cafeína puede causar dificultad para dormir y ha sido relacionada con la enfermedad fibroquística en algunas mujeres.
MSG (Glutamato monosódico)	Realza los sabores, se usa a menudo en sopas, aves, mariscos, guisos, salsas, comida china y muchos alimentos preparados.	Evitarlo. Se sabe que el MSG en grandes cantidades daña las células cerebrales de las ratas recién nacidas en experimentos de laboratorio. El MSG puede causar dolor de cabeza y el "síndrome del restaurante chino"; una sensación de ardor y constricción en la cara, la cabeza, el cuello y los brazos.
Acido fosfórico, fosfatos (*Phosphoric acid* y *phosphates*, en inglés)	Se usan en alimentos horneados, carnes curadas, cereales, papas secas y refrescos.	Aunque no son tóxicos, su extenso uso puede causar un desequilibrio en su dieta que, a su vez, puede causar osteoporosis.

Aditivo	En qué se usa	Qué hacer
Galato de propilo (*propyl gallate*, en inglés)	Este antioxidante se usa a menudo en productos de carne, aceites vegetales, papas fritas, algunos caldos de pollo concentrados y el chicle.	Evitarlo. El galato de propilo no ha sido probado bien. A menudo se usa con el BHA y el BHT. Un estudio a largo plazo sugiere (pero no probó) una posible relación con el cáncer.
Quinina (*Quinine*, en inglés)	Es un sabor que se añade al agua tónica o de quinina y al limón amargo.	La quinina no ha sido sometida a suficientes pruebas. Puede causar defectos congénitos.
Nitrito de sodio, nitrato de sodio (*Sodium nitrite, sodium nitrate*, en inglés)	Se usan para preservar y darles color y sabor a carnes tales como el tocino, el jamón, las salchichas, la cecina y los embutidos.	Evitarlos. Especialmente en el tocino frito, estas sustancias pueden causar la formación de nitrosaminas que pueden originar cáncer. Muchos productos que contienen estos aditivos tienen alto contenido de grasa y se deben evitar también por esta razón.
Dióxido de azufre, bisulfato de sodio (*Sulfur dioxide y sodium bisulfate*, en inglés)	Estos preservativos y agentes blanqueadores se encuentran en las frutas en conserva, las frutas secas, algunos camarones "frescos", las papas secas, el vino y el jugo de uvas.	Evitarlos. Los agentes sulfatados impiden la decoloración de la fruta seca o en conserva, de los camarones y de algunas papas elaboradas. Retrasan el crecimiento de las bacterias en el vino. También, destruyen la vitamina B y pueden causar graves reacciones alérgicas (incluso la muerte) en las personas sensibles.

FUENTE: "Chemical Cuisine", publicado por el Center for Science in the Public Interest. (Usted puede solicitar "Chemical Cuisine" en forma de cartel o tarjeta tamaño bolsillo: Center for Science in the Public Interest, 1875 Connecticut Avenue, Suite 300, Washington, DC 20009. Teléfono 202/332-9110.)

Observe con cuidado los aditivos en esta lista y evítelos siempre que sea posible. Sin embargo, muchos aditivos son seguros y necesarios. Cuando lea una etiqueta, no se deje engañar por nombre largos difíciles de leer. Las actuales regulaciones gubernamentales requieren que los ingredientes sean anotados con su nombre químico técnico. Algunos se conocen con otros nombres y han sido usados sin peligro durante años.

ADOLESCENTES

En la adolescencia, la persona está todavía creciendo y necesita más sustancias nutritivas que una persona adulta madura. La adolescente que come descuidadamente durante el embarazo puede sufrir graves consecuencias. La adolescente embarazada debe comer con cuidado, no sólo para satisfacer las necesidades de su bebé en desarrollo, sino también por su propio crecimiento y desarrollo. Necesita mayores cantidades de proteína, calcio, hierro y varias vitaminas.

Ninguna mujer embarazada debe ponerse a dieta para perder peso. En el caso de una adolescente embarazada, la dieta para perder peso representa un riesgo para ella y para su bebé por nacer. Para evitar tener un bebé de poco peso al nacer, la joven embarazada que aún está en proceso de crecimiento tendrá que aumentar de peso durante el embarazo, más que si su cuerpo ya estuviera totalmente desarrollado.

Aunque usted debe alimentar su propio cuerpo y el de su bebé, esto no significa que deba comer en exceso. Su partero la podrá ayudar para desarrollar un plan correcto de alimentación. Pegúntele si debe tratar de aumentar más de las normales 24 a 30 lbs (11 a 14 kg). En caso afirmativo, usted puede seguir las indicaciones que aparecen en la página 71 respecto a las mujeres de poco peso.

No deje de comer desayuno, aunque no tenga deseos. Si no puede tolerar los alimentos tradicionales para el desayuno, sustituya algunos por otros nutritivos. Por ejemplo, un sándwich de atún en pan integral al desayuno le hará tanto bien a usted y a su bebé como si lo comiera al mediodía. Si la leche sola no es su bebida favorita, usted puede aumentar su ingestión de calcio añadiéndole leche en polvo desgrasada a las cosas que a usted le gusta comer y beber.

Si usted es una adolescente embarazada, es importante que se informe bien. El bienestar de su bebé recibirá directamente el beneficio o el daño de lo que usted coma. Las adolescentes tienden a tener los peores hábitos de alimentación de cualquier grupo de edad. Pero el embarazo es una razón especial por la cual usted debe evitar estos malos hábitos, aunque sus amistades los sigan teniendo. Evite los alimentos para dietas y de tipo *"junk food."* Si usted se empeña, podrá llenar la Pirámide Guía de los Alimentos con muchas cosas que le gustan y son nutritivas para usted y para su bebé.

ANTOJOS

Algunas mujeres se antojan de uno o más alimentos en particular durante el embarazo, aunque esto no le sucede a muchas mujeres. Por ejemplo, el mantecado y los pepinillos encurtidos, parecen ser los más mencionados en las historias de los embarazos. Entre los alimentos por los que algunas mujeres desarrollan antojos están el pescado, algunas frutas, la leche, los caramelos y otros dulces. No existe una explicación de amplio alcance respecto a estos antojos, aunque se sabe desde hace mucho que existen.

Si usted se antoja de repente de ciertos alimentos, complazca su antojo si el alimento le da energía o le proporciona una sustancia nutritiva esencial como es el calcio. Compruebe si el alimento que se le antoja está en la Pirámide Guía de los Alimentos. Si su antojo persiste hasta el punto de que comer el alimento deseado le impida obtener otras sustancias nutritivas esenciales, trate de llevar a su menú diario a un equilibrio razonable.

Algunas mujeres en estado desarrollan una condición llamada "pica," que les hace antojarse y tratar de consumir cosas que no son alimentos, tales como polvo de suciedad, arenisca, cenizas, astillas de pintura o hielo. Si usted se da cuenta de que está comiendo cosas que no son alimentos, consulte a su partero antes de que se cause daño a usted o a su bebé.

CAFEÍNA

Algunas investigaciones llevadas a cabo sugieren que existe una relación entre el excesivo consumo de cafeína durante el embarazo y los defectos de nacimiento. Aunque, probablemente, la cafeína en cantidades pequeñas a moderadas no es dañina, si usted quiere estar en lo seguro, limite las cantidades de café, té, refrescos con cola y otras sustancias que contengan cafeína. Debido a que algunos medicamentos que se venden sin receta también pueden contener cafeína, usted debe comprobar los ingredientes con su farmacéutico o partero antes de tomarlos durante el embarazo.

Los expertos no están de acuerdo respecto a si la cafeína representa o no un peligro durante el embarazo. La investigación más reciente sugiere que cantidades moderadas diarias de cafeína—la cantidad que contienen unas tres tazas de café o de seis a siete tazas de té u ocho refrescos con cola, por ejemplo—no están relacionadas con los abortos ni con los defectos de nacimiento como antes se sospechaba.

La cafeína es un estimulante, y llega al bebé a través de la placenta. Si usted cree que necesita una o incluso dos tazas de café por la mañana para echar a andar, probablemente no hay problema alguno. Pero no pase a la exageración. Los efectos acumulados de frecuentes tazas de café o té durante el día pueden causarle problemas y no vale la pena arriesgarse. Además, las personas que beben café, té o refrescos de cola en exceso pasan por alto bebidas más nutritivas tales como jugos, leche o sopas.

CALORÍAS

La Pirámide Guía de los Alimentos está diseñada para ayudarla a elegir alimentos saludables sin tener que contar las calorías de cada bocado. Si usted elige sabiamente entre los grupos de alimentos y trata de reducir el azúcar y las grasas que se les añaden, obtendrá todas las sustancias nutritivas y la energía que usted necesita.

Si quiere saber aproximadamente cuántas calorías debe ingerir en un día típico, existe una fórmula que puede emplear como guía. Comience con el número que representa su peso antes del embarazo. Si su estilo de vida sólo requiere actividad física ligera, multiplique su peso por 12. Si usted desempeña una actividad moderada, multiplique su peso por 15. Si usted es muy activa, multiplique su peso por 20. A cualquier número que obtenga, añádale 300 calorías extra sólo por estar embarazada. Es probable que el resultado sea una guía práctica para consumo diario de calorías.

COLESTEROL

El colesterol es una sustancia parecida a las grasas que está presente en los tejidos animales, incluyendo la sangre humana. El colesterol y las grasas saturadas que se ingieren en la dieta diaria pueden unirse y elevar la capacidad del nivel de colesterol en su sangre para tupir las arterias y aumentar el riesgo de graves problemas de salud, incluyendo enfermedades cardíacas y embolias. Sin embargo, el embarazo no aumenta el riesgo de que esto ocurra. En otras palabras, usted debe reducir al mínimo la ingestíon de grasas saturadas y colesterol por su salud en general, pero no por estar embarazada.

Muchos expertos en nutrición recomiendan que se limite la ingestión de colesterol en la dieta a un promedio de 300 mg diarios o menos. Probablemente, usted puede lograr esto siguiendo la Pirámide Guía de los Alimentos y manteniendo su ingestíon total de grasas dentro de los niveles sugeridos. Si usted elige sabiamente y come diversos alimentos de los diferentes grupos, es probable que el colesterol no sea un problema grave.

Para reducir su ingestíon de colesterol y grasas saturadas, use productos con leche descremada o de muy poca grasa, y prefiera el pescado o las carnes magras sin grasa a las que contienen más grasa. Si debe añadir grasas o aceites (el tope de la Pirámide) a los alimentos durante su preparación, evite las grasas de origen animal (manteca, mantequilla, grasa de la carne, grasa de tocino) y los aceites de estilo tropical con grasas no saturadas (aceite de palma y aceite de coco). Es mejor usar aceite de oliva o de canola (grasas mono-no-saturadas). El aceite de alazor o cártamo (grasas poli-no-saturadas) también es una elección aceptable, aunque no es tan bueno como el aceite de oliva. En su consumo total del día, recuerde contar todas las grasas o aceites que consuma en los alimentos preparados o los que usa para cocinar.

No se deje engañar por productos envasados que anuncian "sin colesterol." Algunos nunca tuvieron colesterol, así que no es una noticia. Además, no tener colesterol no significa que el producto sea nutritivo o bueno para usted, aunque podría serlo. Antes de creer en la historia de que contiene poco o ningún colesterol, asegúrese de que el producto tenga al menos algunas de las sustancias nutritivas necesarias y que no contenga demasiada grasa de otra clase o azúcares adicionales.

EDULCORANTES (ENDULZADORES ARTIFICIALES) _____

El tope de la Pirámide Guía de los Alimentos le aconseja emplear lo dulce con cautela. Sustituir el azúcar por edulcorantes tales como acesulfamo K, aspartame o sacarina durante el embarazo no es muy conveniente.

El acesulfame K, que se conoce en el mercado como "Sunette" o "Sweet One," fue aprobado por la FDA en 1988 para ser usado como sustituto del azúcar y como ingrediente en las mezclas de bebidas, gelatinas, pudines y cremas no lácteas. El tipo de productos que contiene acesulfame K tienen escaso o ningún lugar en un plan de alimentación nutritiva. Puede ser que las pruebas realizadas con este edulcorante no hayan sido adecuadas, y no existe razón para arriesgarse a usarlo durante el embarazo.

El aspartame, aprobado en 1981 para la venta en los Estados Unidos de América, es un edulcorante utilizado ampliamente. El aspartame se vende como sustituto del azúcar bajo el nombre de "Equal." Como aditivo, llamado "NutraSweet," se encuentra en una amplia variedad de productos que van desde los refrescos de dieta hasta los alimentos para el desayuno y los postres envasados. Aunque el aspartame es popular y se le considera en general seguro, algunos investigadores han sugerido que las dosis elevadas de este aditivo pueden estar asociadas con problemas que van desde los dolores de cabeza y el vértigo hasta sutiles cambios cerebrales y el retraso mental.

Las personas que sufren una condición llamada fenilquetonuria (*PKU*, en inglés), incapacidad para metabolizar la fenilalanina, uno de los dos aminoácidos que componen el aspartame, no deben usar este último. Los productos que llevan este aditivo tienen una etiqueta de advertencia a este respecto. Algunos científicos opinan que si una mujer usa exceso de aspartame y tiene tendencia a la PKU, aún si no tiene la enfermedad en sí, puede poner a su bebé en riesgo de sufrir retraso mental. Sin embargo, esta opinión es disputada por los fabricantes del producto y por la FDA.

Los efectos del aspartame pueden variar con la sensibilidad de cada persona a la sustancia. Las mujeres embarazadas y sus bebés pueden ser más susceptibles a los efectos del aspartame que las adultas no embarazadas. Durante el embarazo, deberá evitar los productos que contienen aspartame. Todavía no se sabe con certeza cuál es la cantidad del aditivo, si existe, que pueda ser una dosis segura para un bebé por nacer.

La sacarina se emplea en ciertos refrescos de dieta, en alimentos de dieta envasados y en los postres. Se vende como sustituto del azúcar bajo el nombre de "Sweet 'n Low." Aunque la sacarina ha estado en el mercado desde hace casi un siglo en este país, se ha investigado poco la seguridad de su uso durante el embarazo. Los estudios han relacionado la sacarina con el cáncer en animales de laboratorio. Además del peligro potencial de la sacarina para la salud, este edulcorante artificial no parece ser significativamente eficaz para ayudar a perder peso. No existe, sencillamente, una razón para que una mujer embarazada use sacarina. Existen varias razones por las cuales no debe usarla.

EDULCORANTES (AZÚCARES) _____

Aunque algunos alimentos pueden ser más sabrosos cuando se les añade azúcar, ésta no contiene sustancias nutritivas que la puedan beneficiar a usted o a su bebé. El azúcar proporciona calorías inútiles, unas dieciséis por cucharada. Es probable que la energía rápida que usted adquiera del azucar no vala la pena.

Lo importante para usted es evitar obtener demasiadas calorías del azúcar. El consumo excesivo de azúcar puede dejar fuera sustancias nutritivas esenciales que usted y su bebé necesitan. El uso de edulcorantes artificiales en lugar de azúcar puede ser peligroso y debe evitarse. ¿Significa esto que usted debe evitar los antojos de dulce durante el embarazo? No necesariamente. Lo razonable para cualquier mujer será seguir la Pirámide Guía de los Alimentos, que sugiere emplear los dulces con cautela.

Si usted quiere añadirle un poco de azúcar a su cereal, mermelada a su tostada, una cucharada de azúcar a una taza de té o algún postre dulce de vez en cuando, no tiene que sentirse culpable. Sólo tiene que asegurarse de que no se está llenando de calorías inútiles a cuenta de las sustancias nutritivas que necesita de los distintos grupos de la Pirámide. Asegúrese de que no está recargando su dieta con la adición de azúcar, grasas o aceites.

Para usar el azúcar con cautela, no es suficiente que cuente el azúcar que utiliza para preparar alimentos o en su té. También, tiene que saber qué alimentos envasados de los que usted elija contienen azúcar. Tiene que leer las etiquetas o rótulos. Recuerde que el azúcar bajo otro nombre—sacarosa, fructosa, glucosa, dextrosa, miel, azúcar mascabada o papelón, melaza, sirope de maíz, sirope de maíz con alto contenido de fructosa, almíbar de maple-sigue siendo azúcar, un carbohidrato sin valor nutritivo y sin importancia.

Se sorprendería si supiera cuántos productos alimenticios contienen una o más variedades de azúcar. El azúcar no está limitada a los dulces obvios, tales como las galletitas, los bizcochos y los dulces. También la encontrará en algunas marcas de salsa de tomate (*ketchup*), salsas para barbacoa y salsa para espaguetis, aderezo para ensaladas, crema de cacahuates o mantequilla de maní, cereales, cremas no lácteas, sopas, migas de pan, perros calientes y carnes frías, entre otros. Las bebidas de frutas y los refrescos concentrados pueden tener el equivalente de hasta una cucharada de azúcar por onza de líquido. Una ración de fruta envasada en almíbar espeso puede tener cuatro cucharadas de azúcar.

Dependiendo de la marca, ocho onzas de yogurt con sabor o con frutas puede tener de cinco a siete cucharadas de azúcar.

No se confunda pensando que algunas clases de azúcar, tales como la miel o el papelón o azúcar morena tienen más valor nutritivo que el azúcar blanca refinada. Lo básico es que el azúcar es azúcar (excepto, tal vez, por la miel o melaza de caña, que sí contiene hierro, calcio, potasio y vitaminas B, especialmente B_6).

FIBRAS

Se necesida consumir una cantidad adecuada de fibras en la dieta para promover la salud en general y para impedir el estreñimiento. Si usted elige sabiamente entre los diferentes grupos de alimentos de la Pirámide Guía de los Alimentos, es probable que su dieta contenga suficientes alimentos ricos en fibras.

Usted puede asegurar un consumo adecuado de fibras empleando granos integrales en lugar de productos hechos de harina refinada e incluyendo además suficientes verduras crudas o escasamente cocidas, así como frutas, en su dieta. Las frutas secas son una excelente fuente de fibras para su dieta, así como los frijoles y granos de todo tipo y las nueces y cacahuates.

Para aumentar al máximo el contenido de fibras de un alimento rico en fibras, reduzca al mínimo la elaboración y cocción. Por ejemplo, una manzana cruda tiene más fibra que la compota de manzana. El brócoli crudo o ligeramente cocido al vapor contiene más fibra que el brócoli cocinado en puré para la sopa. Si se añade germen de trigo y afrecho, aumenta el contenido de fibras en los cereales y alimentos horneados.

Debido a que las fibras pueden interferir con la capacidad del cuerpo para absorber calcio, no trate de ingerir sus principales fuentes de calcio a la misma hora del día que usted consume alimentos extremadamente ricos en fibras.

LÍQUIDOS

Mientras está embarazada, usted debe consumir al menos dos litros o más (de ocho a diez vasos) de líquido al día. Además del agua, las frutas no endulzadas y los jugos de vegetales son buena fuente de líquido. Evite las bebidas a las que se les añade mucha azúcar, como los ponches de frutas, porque proporcionan calorías innecesarias. Recuerde que el tope de la Pirámide Guía de los Alimentos le aconseja usar poca azúcar. Dentro de esta categoría están las bebidas que ya vienen con azúcar. Durante el embarazo no se deben consumir de manera alguna las bebidas alcohólicas, que bajo circunstancias diferentes estarían junto a las bebidas con azúcar ya añadida en el tope de la Pirámide.

Deben evitarse las bebidas carbonatadas porque tienen poco o ningún valor nutritivo, y producen gases que pueden causarle incomodidad. Los refrescos o sodas regulares tienen muchas calorías. Los de dieta, por otra parte, contienen aditivos potencialmente peligrosos como sacarina o aspartame, y a menudo tienen más del doble del contenido de sodio de las sodas regulares.

Las burbujas de las bebidas carbonatadas aumentan el área de superficie del alimento disponible para exposición a las enzimas digestivas, permitiendo así a las enzimas actuar más rápida y completamente. Si bien esto le permite obtener más energía de ciertos alimentos, también aumentará la ingestión de calorías. En otras palabras, las bebidas carbonatadas tienen la posible desventaja de ayudar a que muchas calorías inútiles la afecten a usted con más rapidez.

MUJERES DE POCO PESO

La mujer de poco peso antes del embarazo debe poner especial cuidado en evitar tener un bebé de poco peso al nacer. Debe tratar de aumentar las libras o kilos extra que necesita para lograr el peso recomendado respecto a su estatura y formación ósea, además de las 24 a 30 lb (11 a 14 kg) que se sugieren.

Por ejemplo, si una mujer pesa 10 a 12 lb (4 a 6 kg) menos que su peso promedio cuando concibe, sería conveniente que tratara de aumentar hasta 40 lb (18 kg).

Sin embargo, tener que aumentar de peso no es una excusa para atiborrarse de "junk food" o de alimentos grasosos que no sean nutritivos. Deben seguirse las indicaciones de la Pirámide Guía de los Alimentos. Si usted necesita aumentar de peso, deberá mantener un equilibrio nutritivo a la vez que aumenta la cantidad de calorías que ingiere. Trate de comer los alimentos en cantidades más pequeñas, pero con el doble de frecuencia durante el día. En lugar de leche descremada, tome leche completa. Añada leche en polvo descremada a las salsas, sopas, guisos, carne moldeada, tortas y bizcochos. Coma una rebanada extra de pan o tostada, y no elimine la mermelada. Disfrute de postres nutritivos, tales como mantecado o leche helada (ice milk), pudines, leche batida con mantecado o con malta. Añádale frutas en conserva o coma más fruta fresca. Disfrute.

OBESIDAD

Aunque una mujer tenga sobrepeso antes del embarazo, ganará aún más durante el embarazo. Incluso si una mujer es extremadamente obesa, tiene que nutrir a su bebé por nacer con sustancias nutritivas derivadas de alimentos recién ingeridos, en lugar de nutrirlo de su propia grasa de reserva.

La grasa de reserva de la madre no puede nutrir adecuadamente al feto. Es más, la descomposición de las reservas de grasa de la madre puede causarle daño al feto. Cuando se queman las grasas almacenadas, se pueden liberar productos químicos posiblemente dañinos, llamados quetonas, dentro de la corriente sanguínea de la madre. También, el feto puede quedar expuesto a sustancias tóxicas tales como los bifenilos policlorinados (PCB, en inglés) que pueden estar almacenados en la grasa del cuerpo y se liberan cuando las células de grasa de descomponen o desintegran.

Es muy importante que la mujer que tenga exceso de peso siga los principios de la Pirámide Guía de los Alimentos cuando planifica su dieta. Debe mantener el balance sugerido de varios tipos de alimentos y evitar productos de dieta envasados destinados a perder peso o alimentos de moda. Si ha seguido una dieta para reducir peso antes del embarazo, deberá detener la restricción de calorías tan pronto sepa que está embarazada. Si tiene más del 20 por ciento de su peso ideal de sobrepeso, puede aumentar de peso a una velocidad ligeramente más lenta de la que se recomienda normalmente. A una mujer con exceso de sobrepeso se le recomienda que trate de ganar sólo unas veinte libras. Sin embargo, si aumenta menos de esto, será a expensas del bebé.

PROGRAMA "WIC"

Si usted no puede adquirir todos los alimentos nutritivos que necesita para mantenerse saludable durante el embarazo, puede que sea elegible para el programa WIC. Este es un programa especial de alimentos suplementarios para mujeres, bebés y niños. El programa WIC le proporciona un cheque mensual que se puede usar en las tiendas de comestibles para comprar alimentos nutritivos tales como leche, huevos, jugo, queso, cereal, crema de cacahuate y granos.

Si su ingreso es limitado y le es difícil comprar los alimentos que necesita para cumplir con la Pirámide Guía de los Alimentos, pregúntele a su partero o a la oficina de servicios sociales acerca del programa WIC.

RECHAZOS

Durante el embarazo, especialmente en el primer trimestre, cuando las náuseas y vómitos pueden ser un problema, algunas mujeres sienten gran rechazo hacia ciertos alimentos. Si le sucede esto, probablemente tendrá que evitar ese alimento en defensa propia. No tiene que tratar de tragarse algo que su estómago rechaza aunque le venga bien bajo circunstancias normales. En lugar de esos alimentos, ingiera raciones pequeñas de los alimentos que digiere bien.

Emplee la Pirámide Guía de los Alimentos para asegurarse de que los que come le proporciona el balance nutritivo requerido. Si su estómago rechaza los alimentos o usted encuentra que siente tanta sensación de rechazo que no puede elegir entre los alimentos de los grupos, consulte a su partero.

RESTRICCIÓN DE SODIO

En una época, se creyó que la hinchazón típica de las piernas, manos o pies durante el embarazo estaba relacionada con el exceso de sodio ingerido y que si se prohibía rutinariamente la sal, se controlaría la hinchazón. Ya esa opinión no se considera correcta. Si se prohibe la sal no se cura el edema (la hinchazón), y si se elimina por completo puede ser dañino, incluso. (Véanse las páginas 33–4, donde se sugiere cómo resolver el edema.)

Aunque ya no se recomienda prohibir terminantemente la sal durante el embarazo, es mejor para usted y para toda su familia que evite las cantidades excesivas de sal en todo momento. Trate de limitar la cantidad de alimentos excesivamente salados. Evite las meriendas excesivamente saladas tales como papitas fritas, galletitas saladas, pretzels, tostaditas o cacahuates, porque algunos de ellos pueden tener exceso de grasa y de sodio. Reduzca la cantidad de aceitunas, pepinillos, salsa de soya y glutamato monosódico (*MSG*, en inglés).

La mayor parte de los alimentos envasados contienen sodio de una forma u otra. Los cuadritos de caldo, las sopas en bote y en caja tienen altas cantidades de sodio. Lea cuidadosamente las etiquetas cuando las compre. Los ingredientes aparecen listados en orden de mayor a menor en cuanto a la cantidad. Mientras más cerca esté la sal o una forma de sodio del comienzo de la lista, mayor será su cantidad en relación con los otros ingredientes.

VEGETARIANISMO

Si usted es vegetariana y piensa continuar esta dieta durante el embarazo, debe planificar cuidadosamente sus menús para asegurarse que satisfacen no sólo sus necesidades de nutrición sino las de su bebé en desarrollo. Esto le será más fácil o difícil dependiendo del tipo de dieta vegetariana que usted sigue. Por ejemplo, si usted no come carne, pero come pescado y mariscos, le será más fácil seguir la Piramide Guía de los Alimentos que a otras personas.

Si evita la carne, las aves y el pescado, pero come huevos, leche y otros productos lácteos (lacto-ovovegetariana), puede seguir la Pirámide Guía de los Alimentos y tener una dieta saludable. Si come productos lácteos, pero no come huevos (lacto-vegetariana), todavía podrá usar la Pirámide Guía de los Alimentos. Debido a que los huevos y la leche son proteínas completas, se combinarán con las proteínas incompletas para proporcionar los aminoácidos necesarios y quizás necesite un suplemento de hierro y/o vitaminas prenatales.

Si usted es una vegetariana estricta que no come productos animales, incluyendo huevos, ni productos lácteos, le será sumamente difícil satisfacer todas sus necesidades nutritivas sin algún tipo de suplemento. Tendrá que asegurarse de que los alimentos que elige le proporcionan suficientes proteínas. Deberá saber cuáles proteínas incompletas se complementan con otras para formar proteínas completas, y planificar su dieta de acuerdo con esto. (Véase la página 53.)

Debido a que los productos de origen animal son la fuente de la vitamina B_{12}, una vegetariana estricta necesita un suplemento de esta sustancia nutritiva durante el embarazo. Sin suplementos, una dieta vegetariana estricta no proporcionará suficientes cantidades de sustancias nutritivas básicas, tales como ácido fólico, hierro y cinc.

Aunque es posible que una vegetariana estricta obtenga suficiente calcio, proteínas y calorías sólo a través de su dieta, no es fácil. Sin productos lácteos ni huevos, se necesitaría una gran cantidad de alimentos para asegurar el complemento de proteínas, sustancias nutritivas necesarias y suficientes calorías. La vegetariana estricta que quiera darle a su bebé la mejor ayuda para iniciar su vida, tiene que añadirle ciertos elementos (tales como productos lácteos, huevos e incluso pescado) a su dieta hasta después que nazca el bebé.

Consulte con su partero el sistema dietético que usted sigue y que pueda dificultar que usted y su bebé obtengan la mejor nutrición posible. Si es necesario elegir cambios en los alimentos o añadir suplementos, es mejor saberlo lo más pronto posible.

VITAMINAS (MEGADOSIS)

Hoy en día, algunas personas toman dosis masivas de ciertas vitaminas porque creen que esto es beneficioso para la salud o la nutrición. Sin embargo, no importa lo que usted crea acerca de las megadosis de vitaminas, el embarazo no es el momento propicio durante el cual usted deba seguir este sistema. Aunque su cuerpo pueda resistir comodamente grandes cantidades de diversas vitaminas, esta misma cantidad le puede causar daño a su bebé.

VITAMINAS (SUPLEMENTOS PRENATALES)

La mayoría de los parteros opina que las vitaminas prenatales son un seguro adicional que garantiza que usted y su bebé obtienen todas las vitaminas que necesitan. Es verdad que la mayor parte de los requerimientos de vitaminas pueden ser satisfechos mediante una dieta bien balanceada. Sin embargo, a menudo es difícil asegurar que usted las obtiene todas de sus alimentos. Muchas vitaminas se pueden destruir o su eficacia puede quedar reducida durante la preparación o elaboración. Un suplemento de vitaminas cuya fórmula sea especial para el embarazo es lo más seguro.

EJERCICIOS MIENTRAS ESPERA ⸻

Las páginas siguientes contienen ejercicios destinados a mejorar la postura, fortalecer músculos importantes, aliviar la tensión y la presión, y ayudarla a relajarse. Estos ejercicios la ayudarán a sentirse más cómoda durante su embarazo, además de preparar su cuerpo para el parto. Muchos ejercicios le serán útiles durante los días después del parto, mientras usted se dedica a que su cuerpo vuelva a estar como antes del embarazo.

Comience estos ejercicios gradualmente, la primera vez basta con que los haga dos veces cada uno. Aumente hasta cinco, diez o más veces cada uno, pero gradualmente. Recuerde, manténgase siempre dentro de lo que es cómodo para usted. Si un ejercicio en particular le causa incomodidad o dolor, suspéndalo.

No se aconseja hacer ejercicios acostada boca arriba al final del embarazo (a partir del quinto mes). Pregúntele a su partero si usted debe tomar alguna precaución especial en esos días.

Si se sugiere más de un ejercicio para el mismo propósito, no tendrá que hacerlos todos. Elija el que le convenga más o altérnelos para variar. Lo importante es hacer lo que a usted le parezca mejor.

EJERCICIOS PARA EL FONDO DE LA PELVIS ⸻

Estos son, tal vez, los ejercicios más importantes que usted puede hacer para preparar su cuerpo para el parto y para una rápida recuperación después del parto. Si el fondo de la pelvis es elástico y fuerte, se pueden reducir o impedir problemas tales como órganos flojos o escapes de orina. Debido a que estos ejercicios fortalecen los músculos usados en el coito y el orgasmo, también pueden aumentar el goce sexual.

Los ejercicios para el fondo de la pelvis se realizan fácil y convenientemente en cualquier momento y en cualquier lugar. Ensáyelos mientras esté en un automóvil o un tren, mirando la televisión, cepillándose los dientes, hablando por teléfono, haciendo cosas en su casa, esperando, haciendo el amor o, sencillamente, cuando no haga nada. Estos ejercicios son muy útiles para promover la curación y restablecer el tono muscular después del nacimiento del bebé.

EJERCICIO DE KEGEL #1

Puede hacer este ejercicio en cualquier posición: acostada, sentada o de pie. Las piernas deben estar ligeramente separadas.

Contraiga y luego afloje los músculos de alrededor de la vagina. Haga esto 100 o más veces al día. (Veinte veces 5 ó 10 veces 10, será más eficaz y cansará menos que 100 veces seguidas.)

He aquí dos ténicas para ayudarla a hacer este ejercicio:

1. Coloque la manos sobre sus huesos púbicos. Imagínese que trata de contraer sus músculos vaginales hacia arriba, donde se encuentra su mano.

2. Pruebe a hacer este ejercicio mientras orina. Si puede soltar y detener el flujo de orina, a voluntad, habrá triunfado.

EJERCICIO DE KEGEL #2

Contraiga y afloje los músculos vaginales como en el ejercicio de Kegel #1. Sin embargo, esta vez lo debe hacer más lentamente. Contraiga los músculos lentamente mientras cuenta hasta seis (o calcule el tiempo usando un reloj con segundero). Relájese lentamente mientras cuenta hasta cuatro. Luego, contraiga y retenga la contracción otra vez seis segundos. Relájese cuatro segundos. Comience con un minuto. Ejercítese durante cinco minutos a la vez, varias veces al día. Respire normalmente mientras hace este ejercicio. Resista la tentación de retener el aliento mientras cuenta.

MEJOR POSTURA Y MÁS COMODIDAD _____

Estos ejercicios sencillos son para mejorar su postura mientras esté sentada o de pie. Se verá mejor y se sentirá más cómoda si tiene buena postura. No haga los ejercicios de sentarse con las piernas cruzadas como sastre si le causan dolor en la zona del hueso púbico. Es posible que ya tenga separación allí y en ese caso no debe continuar esa serie de ejercicios.

ENDERECE LA ESPALDA #1

Párese con la espalda contra la pared y los pies a unos pocos centímetros de la pared. Su cabeza, hombros y nalgas deben tocar la pared. Enderece su cuello y los músculos de la parte baja de la espalda. Cuente hasta diez. Relájese. Hágalo de nuevo. Repítalo diez veces.

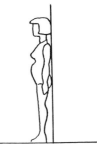

ENDERECE LA ESPALDA #2

Tiéndase de espaldas en el piso, con los dedos de los pies apuntando hacia arriba. Ponga recta la espalda y haga fuerzas con el cuerpo—todavía tendida de espaldas—contra el piso. Cuente hasta diez. Relájese. Vuélvalo a hacer. Repítalo diez veces.

ENDERECE LA ESPALDA #3

Acuéstese de espaldas en el piso como en el ejercicio #2. Manteniendo los brazos rectos y en el piso en todo momento, levante las manos hasta que los brazos estén por arriba de su cabeza. Luego, bájelos lentamente a los costados. Repítalo diez veces.

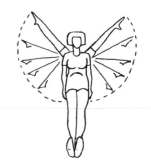

76

SENTARSE COMO SASTRE #1

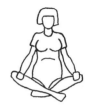

Siéntese en el piso con las piernas cruzadas sobre los tobillos. La espalda debe quedar levemente curvada. Esta posición la ayudará a estirar los músculos del interior de sus muslos y a acostumbrarla a relajar el fondo de la pelvis con las piernas separadas. Trate de sentarse en esta posición mientras lee o ve la televisión.

SENTARSE COMO SASTRE #2

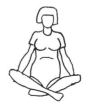

Mientras esta sentada en postura de sastre, ponga las manos bajo las rodillas. Haga un esfuerzo para que las rodillas toquen el piso, mientras que con las manos hace presión en sentido contrario.

SENTARSE COMO SASTRE #3

Sientese en el piso con las plantas de los pies juntas. Lentamente, empuje los talones hacia su cuerpo lo más que pueda sin experimentar incomodidad.

EJERCICIOS PARA LAS PIERNAS _____

Estos ejercicios la ayudarán a aliviar los problemas de circulación sanguínea en las piernas. Son útiles para atender la incomodidad de la hinchazón, venas varicosas y calambres.

PIES ROTATORIOS

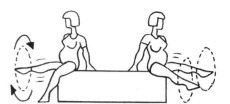

Trace círculos grandes en el aire con los dedos de los pies. Puede hacerlo con ambos pies al mismo tiempo o con uno a la vez. Trace algunos círculos de izquierda a derecha y otros de derecha a izquierda.

MÁS PIES ROTATORIOS

Si se aburre de trazar círculos con los dedos de los pies, trate de dibujar letras con los dedos de los pies. Escriba una letra del alfabeto o toda una palabra mientras mueve sólo sus pies y tobillos, no las piernas. Probablemente, le será más fácil mover cada pie por separado. Puede hacer esto para avivar la circulación, cada vez que esté sentada.

LEVANTE LAS PIERNAS

Acuéstese de espaldas, con las rodillas dobladas y las plantas de los pies sobre el piso. Empuje una rodilla hacia el hombro. Luego, enderece la pierna y apúntela hacia el techo. Sin doblar la pierna, bájela suave y lentamente al piso. Vuelva a su posición inicial. Repita el ejercicio con la otra pierna. No trate de hacer este ejercicio con ambas piernas a la vez.

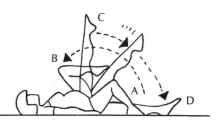

EJERCICIOS PARA LA PARTE SUPERIOR DE LA ESPALDA

Estos ejercicios la ayudarán a prevenir y aliviar los dolores y la tensión en el cuello, parte superior de la espalda y los hombros.

ESTIRE LOS BRAZOS

Póngase de pie y mantenga la planta de los pies en el piso. Estire un brazo y luego el otro. Haga el ejercicio diez o más veces.

ESTIRE LA ESPALDA

Tiéndase de espaldas en el suelo. Apunte los dedos de los pies hacia el techo. Estire primero un costado del cuerpo y luego el otro. Estire los dedos de los pies hacia los hombros y empuje hacia adelante con los talones. Haga el ejercicio diez o más veces.

HAGA GIRAR LA CABEZA

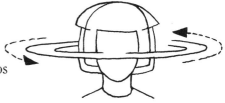

Para hacer este ejercicio, puede sentarse en una silla o en el borde de una cama. Si lo prefiere, trate de sentarse en el piso en posición de sastre. Relaje los músculos de su cuello y hombros. Haga girar la cabeza una y otra vez. Hágalo cinco veces de izquierda a derecha y cinco veces en sentido contrario. Asegúrese de mantener el cuello lo más relajado posible, y deje que el peso de su cabeza la haga girar.

ROTACIÓN DEL HOMBRO #1

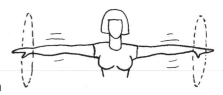

Extienda los brazos desde los hombros. Trace círculos con los brazos. Haga cinco trazos en una dirección y cinco en dirección contraria. Estire bien los brazos y sienta trabajar los músculos de sus omóplatos.

ROTACIÓN DEL HOMBRO #2

Ponga una mano en cada hombro y apunte hacia afuera con los codos. Trace círculos con los codos, así como lo hizo con los brazos en el ejercicio anterior. Ambos ejercicios de rotación del hombro pueden hacerse mientras está sentada en la posición de sastre.

EJERCICIOS PARA LOS MÚSCULOS ABDOMINALES

Antes de hacer los ejercicios para fortalecer los músculos abdominales, siga los procedimientos sugeridos abajo para revisar la separación de esos músculos. Si sus músculos se han separado, debe hacer el ejercicio destinado a impedir mayor separación. En caso contrario, puede continuar con los siguientes ejercicios más fuertes.

REVISE LA SEPARACIÓN

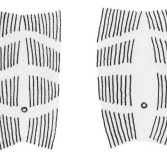

Sus músculos abdominales están dispuestos en dos bandas. Durante el embarazo, estos músculos pueden separarse en la sutura. Revise la separación. (Necesita quitarse la ropa.) Acuéstese de espaldas. Doble sus rodillas y mantenga la planta de los pies en el piso. Lentamente, levante la cabeza y los hombros hasta que su cuello esté a unas 8 pulg (20 cm) del piso. Si puede ver una hendidura (a principios del embarazo o poco después del parto) o una protuberancia (a fines del embarazo), sus músculos abdominales están débiles. Haga el siguiente ejercicio para ayudar a evitar la separación.

EJERCICIO PARA MÚSCULOS SEPARADOS

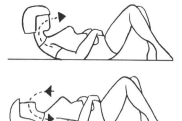

Acuéstese de espaldas con las rodillas dobladas y la planta de los pies en el piso Cruce las manos y colóquelas sobre su abdomen. Empuje los lados de su abdomen hacia el centro. Levante la cabeza como lo hizo en la revisión de separación de músculos, pero esta vez deténgase antes del punto donde usted vería la hendidura o la protuberancia. Haga este ejercicio por lo menos cinco veces, dos veces al día.

REDONDEAR LA ESPALDA

Si comienza a hacer este ejercicio al principio de su embarazo, probablemente lo encontrará útil; es difícil si comienza cuando el embarazo está avauzado. Si tiene problemas para hacerlo, no lo haga. Tampoco haga este ejercicio si sus músculos abdominales se han separado.

Acuéstese de espaldas con las rodillas dobladas y la planta de los pies contra el piso. Descanse el mentón en el cuello. Tómese las rodillas con las manos. Mientras exhala lentamente, levante la cabeza y los hombros lo más que pueda, manteniedo la cintura contra el piso. Haga el ejercicio cinco veces, dos veces al día.

INHALE, EXHALE Y SOPLE

Acuéstese de espaldas con la planta de los pies sobre el piso y las rodillas dobladas. Si lo desea, ponga la cabeza sobre una almohada. Inhale por la nariz y deje que el abdomen se eleve con suavidad. Exhale por la nariz y deje que su abdomen recobre su posición normal. Ahora, sin inhalar, exhale otra vez con suavidad por la boca lo más que pueda. Deberá sentir cómo se aprietan sus músculos abdominales. Haga este ejercicio diez veces.

BALANCEO PÉLVICO #1 (GATO ENOJADO)

Póngase en el piso sobre rodillas y manos. Coloque las rodillas un poco separadas y la espalda plana. Las manos deben estar directamente bajo los hombros, ni más adelante ni más atrás. Apriete los músculos de las nalgas y empuje las caderas hacia adelante y hacia el mentón. Al mismo tiempo, contraiga los músculos abdominales y arquee la espalda como si fuera un gato enojado. Haga estos ejercicios diez o más veces.

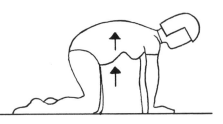

BALANCEO PÉLVICO #2

Tiéndase en el piso con las rodillas dobladas y la planta de los pies sobre el piso. Aplane la espalda contra el piso mientras que al mismo tiempo mete sus músculos abdominales. Asegúrese de mantener la espalda sobre el piso mientras empuja hacia abajo con la espalda. Haga este ejercicio diez veces o más.

BALANCEO PÉLVICO #3 (HULA HOOP)

Haga los mismos movimientos que en el balanceo pélvico #2. Mientras mantiene las nalgas contra el piso, empujando con la espalda, haga movimientos circulares con las caderas sobre el piso, como si estuviera bailando con un "Hula Hoop."

LA CARRETILLA

Este ejercicio puede ayudarla a aliviar el dolor en la pelvis causado por la presión de su bebé. Usted necesita la ayuda de su compañero. Acuéstese de espaldas en el piso, ponga la cabeza en una almohada y doble las rodillas. Su compañero debe arrodillarse a su costado o colocarse con una pierna a cada lado de usted e inclinarse hacia adelante, si lo prefiere. Debe sujetarle las caderas como si empuñara una carretilla y levantarle lentamente las caderas, manteniéndolas en alto mientras cuenta hasta tres y las baja lentamente.

TÉCNICAS DE RELAJAMIENTO _____

Saber cómo relajarse completamente es algo que le será muy útil cuando esté ansiosa o físicamente incómoda. Este tipo de relajamiento no es simplemente la ausencia de actividad. Es un alivio consciente de la tensión a medida que usted se concentra primero en una parte del cuerpo y luego en otra. Aprender a hacer esto requiere práctica, y puede ayudar si realiza su relajamiento como parte de su rutina de ejercicios.

RELAJAMIENTO #1

Escoja una posición que sea cómoda para usted. Puede sentarse, permanecer de pie o acostarse. Deshágase de la tensión comenzando con la parte superior de su cabeza. Concéntrese en una parte del cuerpo a la vez hasta que llegue a los pies. Tómese todo el tiempo necesario y respire naturalmente. Para variar, puede comenzar con los dedos de los pies y continuar hacia arriba. Siga este ejercicio con el Relajamiento #2, que aparece a continuación.

RELAJAMIENTO #2

He aquí un método rápido para relajar el cuerpo. Concéntrese y relaje estas cuatro áreas, una a la vez:

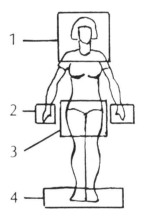

1. cara, cuello y hombros
2. manos
3. zona pélvica y muslos
4. pies

Cuando usted necesite relajarse de prisa, este atajo al relajamiento total puede ayudarla.

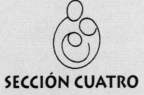

PARA SU INFORMACIÓN

Aborto
Acné y Accutane
Alcohol
Amniocentesis
Amniotomía
Anestesia epidural
Asesoramiento genético
Baños
Beneficios de incapacidad
Cesárea
Clamidia
Coito
Cuente las patadas
Cuidado de los dientes
Deportes
Diabetes
Diabetes del embarazo
Diuréticos
Drogas adictivas
Drogas y medicinas bajo receta
Duchas vaginales
Ejercicios
Ejercicios aeróbicos
Embarazo ectópico
Empleo
Enema
Enfermedad de Lyme
Enfermedad venérea
Episiotomía
Gemelos o cuates
Herpes genital
Madres con Rh negativo
Mariguana
Medicamentos de venta sin receta
Medicinas (para el parto)
Monitor fetal electrónico

Muestreo de la vellosidad coriónica
Nacimiento vaginal después de cesárea
Otros escenarios para el nacimiento
Participación fraterna
Parto con fórceps
Parto inducido
Parto Leboyer
Peligros en el empleo
Peligros en el hogar
Pérdida del embarazo
Perfil biofísico
Peso
Preeclampsia
Prep
Preparación para amamantar
Preparación para el parto
Presentación de trasero
Prueba de ausencia de tensión
Prueba de fetoproteína alfa
Prueba de tensión a las contracciones
Rayos X
Rubeola
Saunas y tinas calientes
Seguridad en el automóvil
SIDA
Síndrome de Down
Sustancias tóxicas
Tabaco
Tampones
Toxemia del embarazo
Toxoplasmosis
Ultrasonido
Unión
Viajes
Libros para su información

PARA SU INFORMACIÓN _____

La siguiente sección de *Mientras espera* contiene una lista alfabetizada de tópicos acerca de los cuales muchas mujeres tienen preguntas. Aquí encontrará guías para actividades y atención de la salud personal durante su embarazo. También, puede hallar en esta sección explicaciones breves de ciertos procedimientos y términos médicos. Si tiene más preguntas acerca de estos temas o acerca de otros no incluidos aquí, por favor, PREGUNTE.

Usted o su doctor deben anotar aquí tópicos que sean especialmente importantes para su situación en particular.

_____ página _____   _____ página _____

_____ página _____   _____ página _____

_____ página _____   _____ página _____

ABORTO _____

La mayoría de los abortos naturales tempranos (primer trimestre) son la forma en que la naturaleza resuelve un embarazo resultante de un óvulo o espermatozoide defectuoso o de un embarazo en el que estas células se unieron incorrectamente y no pudieron desarrollarse normalmente. Entre los factores que aumentan las posibilidades del aborto temprano están la mala nutrición, la contaminación ambiental, fumar, la inflamación pélvica e infecciones tales como la clamidia. Un aborto de un embarazo avanzado se puede producir debido a un problema estructural de la matriz o del cerviz.

Aunque parezca difícil, la mujer que aborta en su casa debe tratar de conservar todos los tejidos orgánicos que pueda. El análisis de estos tejidos puede indicar la causa del aborto. Si un aborto no vacía completamente el útero, se podría requerir una breve hospitalización para realizar un raspado (*D and C*, en inglés).

Más de la mitad de las mujeres con riesgo de aborto—es decir, que muestran uno o más síntomas de aborto—no pierden el embarazo. Sin embargo, para quienes pierden el embarazo en el primer trimestre, generalmente no hay nada que se pueda haber hecho para cambiar esa situación.

En algunos casos, cuando una mujer ha tenido dos o más abortos naturales inexplicables, se recomienda buscar y tratar la causa. Por ejemplo, las anormalidades hormonales pueden ser un problema en hasta el 10 por ciento de los abortos recurrentes. Si se diagnostican, estos problemas pueden a veces ser tratados con éxito. Una mujer que sufra de la condición llamada cerviz incompetente, que típicamente causa el aborto del segundo trimestre, puede tener un embarazo con éxito si se diagnostica la condición a tiempo y se cierra con sutura el cerviz hasta poco antes del parto.

Los problemas inmunológicos—las situaciones en las cuales el sistema de inmunidad de la madre ataca al embrión, al feto o a la placenta—se consideran hoy en día los responsables de muchos casos de abortos múltiples. En algunos de estos casos, el sistema de inmunidad de la madre funciona indebidamente: causa el rechazo del embrión y el feto como si fueran tejidos extraños. En otros casos, el cuerpo de la madre produce anticuerpos que causan la coagulación de la sangre de la placenta y privan al feto de sustancias nutritivas y oxígeno. Tratamientos recientemente desarrollados pueden permitir a muchas de estas mujeres llevar un embarazo a término y tener un bebé sano.

Los peligros del ambiente o del hogar o el sitio de empleo también se han relacionado con los abortos (véanse Peligros en el hogar, páginas 111–13; Tabaco, página 124; Sustancias tóxicas, páginas 123–4; y Peligros en el empleo, páginas 108–11).

El aborto puede ser una experiencia emocional muy difícil para la pareja. Es apropiado y necesario, así como comprensible, lamentarse. (Véase Pérdida del embarazo, en la página 113.) Si una pareja ha sufrido varios abortos, deberá obtener asesoramiento genético y/o ayuda médica experta adicional para enfrentar y solucionar el problema.

ACNÉ Y ACCUTANE

El Accutane es una medicina usada en el tratamiento del acné cístico. El Accutane, vendido por primera vez a finales de 1982, es muy eficiente para aliviar las cicatrices faciales del acné, pero se sabe también que causa graves defectos congénitos cuando lo usa una mujer embarazada. Entre los problemas asociados con el Accutane durante el embarazo figuran el nacimiento de bebés con anormalidades del cerebro, orejas, cara y el timo, junto con algunos grados de retraso mental.

Se recomienda una prueba del embarazo, para asegurarse de que usted no está embarazada antes de iniciar un tratamiento del acné usando Accutane. Si sabe que está embarazada o planea quedar embarazada en un futuro cercano, no use accutane aunque se lo haya recetado un dermatólogo u otro médico. También, debe evitar las megadosis de vitamina A suplementaria, puesto que es la sustancia de la cual se deriva el Accutane (véanse las páginas 55–6 y 74).

ALCOHOL

Si usted bebe, debe tener presente que la placenta no evita que el alcohol llegue a su bebé nonato. Cada vez que usted bebe, también lo hace su bebé.

Aunque en algunos casos los efectos negativos del alcohol sobre el bebé en desarrollo pueden ser temporales, está demostrado que pueden causar problemas irreparables a largo plazo. El consumo diario de la cantidad de alcohol de tragos típicos (por ejemplo, dos tragos de 1½ onza de whiskey, dos vasos de 5 onzas de vino o dos cervezas de 12 onzas cada una) está relacionado con un aumento en la incidencia de abortos naturales y bebés de bajo peso al nacer.

Los hijos de bebedores en exceso pueden nacer con el Síndrome de Alcohol Fetal (*Fetal Alcohol Syndrome, FAS*, en inglés), nombre que se da a un patrón identificable de dificultades físicas y mentales. Estos bebés pueden ser más pequeños y estar mal formados, con problemas físicos tales como desórdenes renales, defectos cardíacos, anormalidades genitales o anormalidades faciales. El Síndrome de Alcohol Fetal es la principal causa conocida de retraso mental en los Estados Unidos. Muchos bebés con FAS tienen retraso mental y/o trastornos neurológicos. Los bebés con menos problemas pueden tener bajo peso al nacer, problemas en el aprendizaje y una tendencia a ser hiperactivos o irritables,

Mientras más a menudo bebe una mujer y mientras mayor sea la cantidad de alcohol que consuma, mayores serán los riesgos. Sencillamente, no se sabe qué cantidad de alcohol puede consumir una mujer embarazada sin causar riesgos a su bebé, si es que alguna cantidad es segura. El Cirujano General de los Estados Unidos aconseja que las mujeres embarazadas no deben beber alcohol. Además de evitar la cerveza, el vino y los licores, se deben de cuidar de fuentes ocultas de alcohol, por ejemplo, las medicinas para la tos y el catarro.

AMNIOCENTESIS

La amniocentesis es un procedimiento de diagnóstico que puede detectar ciertos defectos de nacimiento al principio del embarazo; también, más tarde, se puede usar para determinar el crecimiento del feto. En la amniocentesis se inserta una aguja en la matriz para extraer una pequeña cantidad de fluido amniótico. Durante este procedimiento, se utilizan ondas de ultrasonido para ubicar exactamente dónde se encuentra el feto y la placenta, de modo que la persona que lleva a cabo el examen sepa dónde insertar la aguja. El examen de las células del fluido amniótico en el laboratorio (proceso que toma de dos a tres semanas) puede detectar la presencia de varios defectos genéticos.

Tal vez el uso más común de la amniocentesis es para detectar la presencia del síndrome de Down en mujeres mayores de treinta y cinco años. La posibilidad de estar embarazada de un feto con el síndrome de Down, que es una anormalidad cromosómica que causa retraso mental y malformición física, aumenta con la edad de la madre. La amniocentesis también puede detectar enfermedades tales como la anemia de células falciformes (*Sickle Cell Anemia*, en inglés), la enfermedad Tay-Sachs y defectos en los nervios.

La amniocentesis para detectar defectos genéticos se realiza por lo general entre las semanas trece a dieciséis del embarazo. Si la madre descubre que está embarazada de un feto que padece un trastorno genético en particular, puede elegir la terminación del embarazo. Averiguar que su bebé *no tiene* el temido defecto genético es alentador. Sin embargo, que estos desórdenes queden descartados no es garantía de tener un bebé saludable. Muchos defectos congénitos no pueden ser descubiertos por medio de la amniocentesis.

Cuando el embarazo está avanzado, la amniocentesis puede usarse para evaluar la salud y el desarrollo del feto. Por ejemplo, el análisis del fluido amniótico puede determinar el grado de madurez pulmonar del feto. Esta información podría ser de vital importancia si hubiera que adelantar el parto.

La amniocentesis es costosa y no está del todo libre de riesgos para el feto. Sin embargo, en casos de avanzada edad materna o ciertos antecedentes familiares, los beneficios de obtener información pueden ser más que los riesgos del procedimiento. Si tiene preguntas acerca de la amniocentesis, debe discutir el pro y el contra con su partero para decidir si es un procedimiento apropiado para usted.

(Véanse Muestreo de la vellosidad coriónica [*CVS*, en inglés], página 105, Síndrome de Down, página 123; y Asesoramiento genético, página 188.)

AMNIOTOMÍA

La amniotomía es la ruptura intencional de las membranas que rodean al bebé (se revienta la bolsa del agua). El procedimiento, realizado con un instrumento esterilizado, no causa dolor a la embarazada. La amniotomía se usa para inducir o acelerar el parto, y para permitir la inserción de un monitor fetal electrónico interno.

La amniotomía es un procedimiento usado comunmente. Hay quienes señalan que el saco amniótico ofrece cierta protección a la cabeza del bebé durante el parto. Si no se rompen intencionalmente, las membranas se romperán probablemente de manera espontánea al final de la primera etapa del parto, aunque también puede ser que no se rompan. Es posible que un bebé nazca con la bolsa del agua intacta.

Muchas mujeres y sus doctores se sienten más cómodas con el uso rutinario de la amniotomía; sin embargo, algunas no. Si usted tiene preguntas acerca del uso de este procedimiento en su caso, hágaselas a su partero. Usted puede solicitar que se le haga la amniotomía sólo si es necesario porque el feto tenga algún problema.

ANESTESIA EPIDURAL

La mujer que vaya a tener una cesárea, por supuesto, requerirá anestesia. Aunque la anestesia general, que puede ser administrada rápidamente, se puede usar en caso de emergencia, en la mayor parte de las situaciones se prefiere un anestésico regional, tal como la anestesia epidural.

Esta anestesia se administra a través de un fino tubo que se inserta mediante una aguja entre dos vértebras en la parte baja de la espalda. El tubo queda asegurado en su lugar y por él se administra de manera continua o intermitente la anestesia dentro del canal epidural, según se necesite. Este tipo de anestesia permite que la mujer esté totalmente consciente, pero adormece los nervios receptores del dolor, de la cintura para abajo. Es segura para el bebé.

Si usted necesita anestesia epidural durante la cesárea, algunos hospitales pueden requerir que su compañero salga de la sala mientras se la administran. Si usted considera que es muy importante que estén juntos en todo momento, esto se puede negociar.

La anestesia epidural puede ser usada también para aliviar el dolor durante el parto vaginal. Si usted no quiere sentir dolor, téngalo en cuenta. Sin embargo, tiene ciertas desventajas. Aunque usted va a estar consciente, se reducirá su capacidad de pujar durante la segunda etapa del parto. Habrá más posibilidad de que sea necesario usar fórceps o un extractor al vacío para facilitar el parto. En algunos casos, los efectos de la anestesia epidural pueden complicar el desarrollo del parto y pueden llevar a la decisión de hacer una cesárea.

Aunque sería agradable que el alivio del dolor que brinda la anestesia epidural se pudiera lograr sin afectar otros aspectos de la experiencia del parto, por lo general no se logra así. Si usted opta por anestesia epidural para aliviar el dolor durante el parto, invita la posibilidad de otras intervenciones. Un especialista médico de otra disciplina— un anestesista—se unirá a su partero y se convertirá en parte integral de lo que ocurre durante el parto.

Con anestesia epidural, usted probablemente necesitará goteo intravenoso, monitor fetal interno (y una amniotomía si sus membranas no se han roto espontáneamente), un monitor externo para registrar las contracciones y, tal vez, un monitor cardíaco para usted también. Aunque la anestesia epidural la puede dejar con función motora aunque calme el dolor, usted no podrá caminar con todos esos dispositivos conectados.

Si usted piensa tener anestesia epidural durante su parto vaginal, es importante que se informe bien antes de tomar la decisión. Para algunas mujeres, es mejor esta opción; para muchas, no.

ASESORAMIENTO GENÉTICO

Las parejas que estén preocupadas por la posibilidad de que tengan un riesgo mayor del promedio de tener un bebé con defectos genéticos o que padeza un trastorno, pueden optar por el asesoramiento genético como parte del proceso de tomar decisiones. El asesoramiento ofrecido por un profesional capacitado puede ayudarla a reunir e interpretar la información necesaria ante la existencia de posibles riesgos y opciones disponibles. El asesor genético le aconsejará acerca de los procedimientos de diagnóstico más adecuados; por ejemplo, la amniocentesis (véase la página 86).

Las personas que estén en las siguientes circunstancias pueden considerar conveniente el asesoramiento genético:

- Quienes tengan un defecto de nacimiento o un trastorno heredado o que ya hayan tenido un bebé con un problema similar.
- Las mujeres mayores de treinta y cinco años.
- Las mujeres con antecedentes de varios embarazos o de bebés que hayan muerto debido a causas desconocidas.
- Aquellas personas cuyo grupo racial las sitúa en riesgo de ciertos defectos genéticos (por ejemplo, los negros pueden padecer anemia falciforme [*Sickle Cell Anemia*, en inglés]; y los judíos de Europa oriental, de la enfermedad Tay-Sachs).
- Aquellas personas preocupadas por estar expuestas a peligros personales o del ambiente, tales como la radiación, los agentes carcinógenos conocidos, los productos químicos, las infecciones, los medicamentos, las drogas de uso social o adictivo, la quimioterapia o cualquier otra sustancia potencialmente dañina.

El asesor genético no toma las decisiones por usted, pero es la persona que puede ayudarla a desarrollar una base válida para que usted tome sus propias decisiones basadas en hechos importantes de acuerdo a su sistema de valores y creencias personales.

Su partero deberá sugerirle los recursos adecuados si el asesoramiento genético es lo indicado en su caso. También, puede obtener información si escribe al Centro Nacional para la Educación en Atención Materna e Infantil (*National Center for Education in Maternal and Child Health*, 3520 Prospect Street NW, Washington, DC 20057).

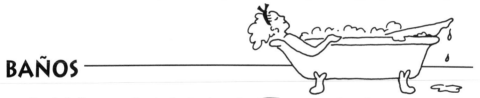

BAÑOS

Puede bañarse en tina o ducha (regadera), lo que usted prefiera, durante todo su embarazo (a menos que se haya reventado la bolsa del agua). Debido a que las recientes investigaciones indican que las temperaturas altas pueden dañar al feto, especialmente al comienzo del embarazo, la temperatura del agua de su baño no debe exceder los 38 grados centígrados (100°F). Debe evitar las saunas, los baños de vapor y las tinas calientes de los clubes, así como las tinas caseras muy calientes, durante el embarazo y especialmente durante el primer trimestre. Al aumentar su tamaño y su peso, cuide de no perder el equilibrio al entrar y salir de la tina.

Si se le ha reventado la bolsa de agua, no se dé baños de tina. Mejor, use la ducha o regadera. Hay peligro de infección una vez que las membranas se han roto.

> **IMPORTANTE: Mantenga el agua de su baño a 38˚ (100˚F) o menos. Las temperatures muy elevadas pueden dañar al feto.**

BENEFICIOS DE INCAPACIDAD

Aunque el embarazo no es una enfermedad, la ley requiere que se le considere de igual forma que a algunas otras incapacidades o enfermedades temporales para fines de licencias por enfermedad o seguros por incapacidad. Si usted está empleada durante el embarazo, puede tener derecho a ciertos beneficios de licencia por enfermedad o beneficios de incapacidad.

Si no puede trabajar debido a su embarazo, deberá comprobar con su empleador cuáles beneficios le corresponden. Investigue cuáles son los requisitos de la reciente legislación federal sobre licencias para la familia que se aplican a su caso. Si tiene derecho a beneficios, su empleador le puede decir cuáles son sus opciones durante el embarazo. Su oficina local de desempleo le aconsejará acerca de la disponibilidad de beneficios por incapacidad temporal o por desempleo en el estado en que usted vive. No tema preguntarle acerca de esto a su partero. Lo más probable es que el personal de donde usted trabaja ya haya preparado esos formularios muchas veces.

CESÁREA

Debe tener presente que siempre existe la posibilidad de un parto mediante cesárea, aunque para muchas mujeres esa posibilidad sea pequeña. En algunas situaciones—por ejemplo, cuando la abertura pélvica es pequeña y el bebé grande o en ciertas presentaciones de trasero—puede predecirse con anticipación la necesidad de una operación cesárea. Si éste es su caso, usted tendrá tiempo para prepararse y preguntar por anticipado. En otros casos—por ejemplo, agotamiento fetal—la decisión de realizar la cesárea será tomada por el partero durante su parto.

En un parto por cesárea, se hace una incisión quirúrgica en su abdomen y útero y se extrae al bebé. Como preparación para la cesárea, se le puede extraer una pequeña cantidad de sangre a la madre para realizar análisis. Se le rasurará la zona púbica y el abdomen, y recibirá una IV y un cateter urinario. La anestesia local, tal como la raquídea o epidural (véase la página 87) tiene varias ventajas, aunque ciertas circunstancias, como la necesidad de actuar rápidamente, puedan requerir anestesia general. El uso de anestesia local permite que la madre permanezca consciente y despierta durante el parto, y tiende a presentar menos riesgos.

Los partos con cesárea generalmente salen bien, tanto para la madre como para el bebé, aunque la recuperación puede ser un poco más prolongada para la madre de lo que sería en caso de parto vaginal. Después de la cesárea, la madre puede amamantar al bebé aunque, durante un día o dos, pueda necesitar ayuda para colocar al bebé en una posición cómoda.

Si usted requiere una cesárea, muchos hospitales permiten que su compañero la acompañe durante el parto. Si usted sabe que la presencia de su compañero le servirá de ayuda, es mejor que hable desde antes con su partero para asegurarse de que así se hará. Si tiene preguntas acerca de la posible necesidad de dar a luz mediante cesárea, hágalas, por favor. Si usted necesita la operación, siéntase en libertad de preguntar acerca de los procedimientos.

Antes se opinaba que una mujer que tenía un bebé mediante cesárea debería tener sus futuros hijos también por ese medio. Esto no es cierto. Dependiendo de la razón de la primera cesárea y de su estado actual, el parto vaginal puede ser no sólo posible sino también preferible a otra cesárea. Discuta esto con su doctor con anticipación a su fecha de parto. (Véase Nacimiento vaginal después de cesárea, página 105.)

Si le preocupa la posibilidad de una cesárea, encontrará información y respaldo en la Red Internacional de Conocimiento de la Cesárea (International Cesarean Awareness Network), P.O. Box 152, Syracuse, NY 13210. Usted puede escribir a la asociación a esa dirección o llamar al (315) 424-1942.

CLAMIDIA

Actualmente, la clamidia es la enfermedad transmitida por contacto sexual más común en los Estados Unidos. La clamidia puede infectar la uretra, el ano o los órganos pélvicos de una mujer y es la causa de la enfermedad inflamatoria de la pelvis. La clamidia también pueden causar infecciones en los ojos. El coito doloroso, la micción frecuente con sensación de irritación y el dolor abdominal pueden ser síntomas de clamidia. Sin embargo, hasta tres cuartas partes de las mujeres con infección de clamidia pueden no experimentar síntoma alguno.

Ahora, muchos parteros requieren de manera rutinaria pruebas para descubrir la clamidia. Incluso si no presenta síntomas de esta infección, una mujer embarazada y que tenga clamidia puede transmitir la infección a su bebé durante el parto. El bebé que contraiga la clamidia al pasar por la vagina infectada puede sufrir neumonía o infecciones de los ojos, oídos, nariz, garganta o sistema digestivo.

Si usted padece clamidia, es importante que reciba tratamiento, de modo que no comunique la infección a su bebé durante el parto. La tetraciclina es el tratamiento típico elegido para la mujer no embarazada que padezca clamidia, pero no debe usarse durante el embarazo. Su partero le recetará una medicina, tal como la eritromicina, que es más segura durante su embarazo. A menos que su compañero también reciba el tratamiento, es posible que usted se infecte de nuevo. El uso de un condón durante el coito también puede ayudar a reducir el riesgo de la reinfección.

COITO

A menos que haya un problema específico con su embarazo, usted puede hacer el amor durante los nueve meses del embarazo. Ni usted ni el bebé sufrirán daño alguno. El sangrado vaginal, dolor o la secreción vaginal de fluido amniótico son señales de que no sea recomendable el coito, y usted deberá informarle estos problemas a su partero. A medida que avanza el embarazo y el cerviz comienza a dilatarse, usted puede desear usar un condón para precaución extra contra las infecciones.

Es permisible el sexo oral durante el embarazo, si usted lo prefiere, pero no permita, que penetre aire en la vagina. Debido a que ha cambiado su sistema circulatorio para acomodarse al embarazo, es posible que entren burbujas de aire a su corriente sanguínea y causen graves daños, incluso la muerte.

En algunas mujeres, el deseo sexual aumenta durante el embarazo, mientras que en otras se atenúa. Conforme cambia su figura, usted puede estar más cómoda con posiciones o métodos diferentes. No tema experimentar. Hable con su compañero acerca de sus sentimientos, esto les servirá de ayuda.

CUENTE LAS PATADAS

Al avanzar el embarazo, usted puede llevar cuenta del movimiento fetal sin tener que usar un equipo especial, sólo tiene que contar las patadas. Todo lo que tiene que hacer es anotar el número de veces que su bebé se mueve durante un periodo de tiempo específico. Su partero le dirá cuándo y cómo hacer este conteo y qué resultados debe tratar de lograr.

Otra forma de contar las patadas es la prueba de contar hasta diez. En lugar de llevar cuenta de cada movimiento dentro de un período de tiempo específico, usted comenzará a la misma hora cada día y contará cada movimiento que sienta hasta que llegue al número diez. Si llevan más y más tiempo cada día que pasa para llegar al movimiento número diez, se pueden sugerir otras pruebas para evaluar el bienestar del feto. Su partero le explicará qué debe observar y qué pueden significar los resultados de su propia observación de los movimientos fetales.

Si usted no siente ningún movimiento fetal dentro de un período de doce horas, infórmele a su partero lo más pronto posible. Dependiendo de las circunstancias de su situación, su partero le dirá que lo llame más temprano, tal vez al cabo de seis u ocho horas, por ejemplo.

CUIDADO DE LOS DIENTES

Es conveniente visitar al dentista a principios del embarazo para hacerse una concienzuda limpieza de sus dientes y encías. Durante el embarazo, puede cambiar el equilibrio entre la acidez/alcalinidad y las bacterias normales en su boca, por lo que usted estaría más propensa a sufrir caries. Muchas mujeres experimentan sensibilidad e inflamación de las encías durante el embarazo, lo cual requiere un cuidado especial de higiene bucal. No ceda a la tentación de dejar que la molestia temporal en las encías interrumpa el cepillado diario y la limpieza con hilo dental (véase Encías [hemorragia e hinchazón], página 29).

Asegúrese de informale a su dentista que usted está embarazada. Si padece de prolapso de la válvula mitral o de otra condición similar que requiera el uso de antibióticos profilácticos antes de los procedimientos dentales, debe tomar un antibiótico que sea seguro para usted y para su bebé durante el embarazo. Pregúntele a su partero acerca de esto. Quizá éste quiera mantenerse en contacto con su dentista.

Evite las radiografías durante los cuatro primeros meses del embarazo. Si son absolutamente necesarias más adelante en el embarazo, se pueden tomar usando un escudo protector. Con todo, es mejor esperar a que nazca el bebé para llevar a cabo un tratamiento que requiera radiografías.

DEPORTES

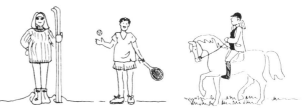

A menos que usted practique el "surfing," sea buceadora, esquíe en el agua o juegue fútbol, puede continuar todas sus habituales actividades atleticas durante el embarazo. Es preferible que se mantenga alejada de los deportes de contacto físico y de los deportes acuáticos en los que una caída o una ola podría forzar agua dentro de su vagina, pero puede practicar la mayoría de los demás deportes. Debe limitarse solamente cuando *usted* note incomodidad superior a lo normal.

Para evitar forzar demasiado sus articulaciones ya sobrecargadas por su embarazo, haga ejercicios de calentamiento lentamente y completos antes de emprender una actividad agotadora. A medida que progrese su embarazo y cambie su forma, tendrá que hacer ajustes para acomodar a su cambiante centro de equilibrio y nuevo tamaño.

Continúe con las actividades físicas a las que su cuerpo estaba acostumbrado antes del embarazo. Este no es el momento de emprender un nuevo deporte, especialmente uno que sea un riesgo debido a su falta de pericia en el mismo. Por ejemplo, la equitación o el esquí estarían bien para usted si han sido parte de su rutina hasta el momento, pero no se monte en un caballo ni se ponga esquíes si no lo ha hecho nunca antes. Incluso si usted tiene experiencia y es competente jinete, esquiadora o lo que sea, debe tomar precauciones razonables. Por ejemplo, aunque sea muy buena jineta, el embarazo no es el mejor momento para entrenar un caballo o saltar altos obstáculos. Una esquiadora con experiencia debería limitarse sólo a las pendientes suaves una vez que su centro de gravedad alterado haya aumentado la posibilidad de una caída.

La mayoría de las mujeres embarazadas puede hacer lo que había venido haciendo—correr, andar en bicicleta, jugar al tenis, excursionar, nadar, montar a caballo o lo que sea—siempre que se sientan capaces de hacerlo. A menos que haya un problema especial con su embarazo, usted puede continuar practicando la mayoria de los deportes todo el tiempo que desee. Si desea alguna orientación específica acerca de las actividades apropiadas para usted, siéntase en libertad de consultar a su partero al respecto. Lo que va bien a una persona, es totalmente inadecuado para otra, así que, probablemente usted es su mejor juez de lo que más le conviene.

DIABETES

La diabetes es una enfermedad en la que hay un desequilibrio entre el azúcar y el suministro de insulina del cuerpo. Este desequilibrio y sus efectos pueden intensificarse durante el embarazo, con graves consecuencias tanto para la madre como para el feto. Antes de que hubiera insulina sintética, había pocas probabilidades de que el embarazo de una mujer diabética tuviera un resultado venturoso. Ahora, sin embargo, la cuidadosa atención médica puede ayudar a una mujer diabética a aumentar las posibilidades de tener un bebé saludable.

El embarazo de una diabética es riesgoso. Las diabéticas tienen más probabilidades de desarrollar preeclampsia (toxemia), tener partos de niños nonatos durante las últimas dos semanas del embarazo o tener bebés de tamaño anormalmente grande. Debido a esto, a veces se recomienda el parto por cesárea antes de llegar al final del embarazo.

Si usted es diabética, es muy importante que siga las recomendaciones respecto a la dieta y la medicación, y que consulte a su médico para que le haga exámenes (checkups) regulares. Es mejor que su partero se comunique directamente con su médico regular. Sus citas prenatales estarán programadas con mayor frecuencia que para la mayoría de las embarazadas. Los requerimientos de insulina de una mujer diabética cambiarán a medida que progresa el embarazo. Se pueden requerir frecuentes (varias veces al día) pruebas de sangre realizadas por la propia embarazada para comprobar el nivel del azúcar, así como un análisis diario de orina para descubrir la presencia de cetona. (Véase Diabetes del embarazo, página 93.)

DIABETES DEL EMBARAZO

Un pequeño número de mujeres (del 2 al 4 por ciento) desarrolla diabetes durante el embarazo aunque antes no haya tenido esta enfermedad. Esta condición, llamada también diabetes gestacional, está relacionada directamente con los cambios hormonales que ocurren durante el embarazo; después del parto, desaparece.

La diabetes gestacional no aparece generalmente hasta el tercer trimestre del embarazo o tal vez avanzado el segundo trimestre. Una mujer que padezca diabetes gestacional enfrenta riesgos similares a los de la que es diabética antes del embarazo, aunque en algunos casos pueda ser un poco menos difícil hacerle frente a la situación.

Generalmente, es posible tratar la diabetes gestacional modificando la dieta y haciendo ejercicio. Si el nivel de azúcar en la sangre es extremadamente elevado o tales medidas no dan resultado, se puede requerir el uso de insulina. Si usted desarrolla diabetes gestacional, tendrá que trabajar en continua comunicación con su equipo de cuidado prenatal para monitorizar su condición y tomar todas las medidas respecto a su dieta y de otra clase que sean necesarias. Puede ser necesario que usted haga pruebas de su nivel de azúcar con cierta frecuencia, tal vez varias veces al día. También, deberá hacerse frecuentes análisis de orina. Afortunadamente, con buena atención médica y esfuerzos diligentes por su parte, tendrá excelentes posibilidades de tener un embarazo exitoso.

DIURÉTICOS

Años atrás, se recetaban rutinariamente diuréticos ("píldoras para el agua") para ayudar a las embarazadas a reducir la hinchazón en las piernas (edema) causada por la retención de líquidos. Sin embargo, este tipo de medicina elimina sustancias necesarias junto con líquidos indeseables, y su uso continuo puede dañar al bebé. Por lo tanto, ya no se recomiendan diuréticos durante el embarazo para tratar el edema.

Nunca tome un diurético por su cuenta mientras esté embarazada. (Véase la página 33 para aprender maneras alternativas de resolver el problema de la retención de líquidos durante el embarazo.)

DROGAS ADICTIVAS

La placenta no protege al feto de drogas que use la madre, tales como la cocaína, el "crack" de cocaína, el LSD, la heroína, el alcohol, la cafeína y la nicotina. Estas sustancias atraviesan la placenta y pueden causar graves daños.

El uso de tales drogas durante el embarazo está relacionado con varios defectos de nacimiento, incluyendo problemas cerebrales y anormalidades físicas.

Si una mujer usa cocaína o "crack" durante el embarazo, puede sufrir devastadores efectos. La cocaína, que bloquea la circulación de la sangre hacia el feto, ha demostrado ser la causa de diversos defectos estructurales (tales como miembros malformados u órganos dañados) y problemas neurológicos. Los bebés de adictos a la cocaína o al "crack" también tienen el riesgo de tener poco peso al nacer, grave y persistente irritabilidad y problemas en el aprendizaje.

Una adicta a la heroína que esté embarazada tiene un riesgo superior a lo normal de sufrir complicaciones durante su embarazo; y es más probable que tenga un bebé prematuro o un mortinato, un bebé de bajo peso al nacer o de tamaño pequeño. Las mujeres embarazadas que usan metadona, están expuestas a riesgos similares. El bebé de una mujer adicta a la heroína o a la metadona también es adicto al nacer y debe sufrir los síntomas de abstinencia de la droga.

Las drogas adictivas que tome una mujer embarazada pueden hacer que su bebé experimente un periodo largo y doloroso de abstinencia del efecto de las drogas. Un bebé que pase por este periodo de abstinencia es muy probable que sea extremadamente intranquilo e irritable. Llorará incesantemente, tendrá dificultad para dormirse y no reaccionará positivamente ante los esfuerzos por calmarlo.

El uso de drogas ilegales recreativas durante el embarazo puede causar problemas más allá de los que típicamente se asocian con la droga en sí. Por ejemplo, las drogas provenientes de la calle siempre presentan el riesgo de contener contaminantes químicos y una dosis desconocida de la droga en sí, En algunas zonas, las autoridades han tratado de enjuiciar a las mujeres cuyos bebés nacen con evidentes signos de que sus madres usan drogas.

Si usted padece del problema del abuso de drogas, no trate de ocultarlo evitando el cuidado prenatal. Mientras más pronto revele su problema a su partero, más pronto su bebé y usted recibibirán la ayuda que necesitan y merecen.

Durante el embarazo, no son sólo las drogas ilegales las que pueden causar daño.

circunstancias, no debe consumirse durante el embarazo. (Véanse también Alcohol, página 85; Mariguana, página 103; Medicamentos sin receta, página 103; Drogas y medicinas bajo receta, página 95; y Tabaco, página 124.)

DROGAS Y MEDICINAS BAJO RECETA

La placenta no actúa como barrera entre su bebé y las medicinas que usted tome. Que un médico le haya recetado algo previamente, no significa que es seguro continuar tomando la medicina durante el embarazo, aunque pueda ser segura. Es importante que su partero sepa exactamente qué medicinas bajo receta ha estado tomando antes de quedar embarazada y cuál podría seguir tomando. Si usted padece una condición médica que requiera tratamiento o dosis de mantenimiento de una medicina que se venda en las farmacias, es importante que su partero trabaje junto con el médico que le dio a usted la receta y poder lograr el equilibrio óptimo entre lo que usted necesita y la seguridad de su bebé por nacer.

Su partero deberá tener una lista de las medicinas de uso más común y sus posibles efectos durante el embarazo. No tenga pena, pídasela. A menos que usted esté segura de que su partero le recomienda una medicina en particular durante el embarazo, no tome nada.

DUCHAS VAGINALES

A menos que su partero se lo ordene explícitamente, por una razón médica, y le explique cómo hacerlo, no se dé duchas vaginales durante el embarazo. Las duchas vaginales durante el embarazo pueden ser muy peligrosas. Si usted tiene una infección vaginal, las duchas pueden introducir la infección en su útero. Mientras esté embarazada, a diferencia de cualquier otro momento, es posible que, junto con la ducha, se introduzca aire bajo presión dentro del sistema circulatorio.

Esto podría causar graves complicaciones e incluso la muerte. En la última etapa del embarazo, las duchas pueden causar que se rompa la bolsa de agua.

Si sufre de molestias en la vagina, picor u olor desagradable en la vagina, infórmelo a su partero. No ceda a la tentación de usar preparaciones para duchas que se venden sin receta. Además del riesgo general que corre con la ducha durante el embarazo, algunos productos comerciales para duchas contienen otros ingredientes capaces de causar daño al feto. (Véase Flujo vaginal, página 31.)

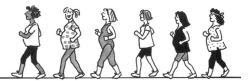

EJERCICIOS

Sin lugar a dudas, un programa regular de ejercicios mejora su estado físico y comodidad, no sólo durante el embarazo, sino durante el parto, el nacimiento y después de éste. Si su cuerpo se siente bien, usted estará más contenta y confiada. Las mujeres que se mantienen activas durante el embarazo tienden a tener menos problemas de salud, menos fatiga, y después del parto regresan con más rapidez a sus actividades.

Cuando haga ejercicios, su guía deberá ser su sentido común y cómo se sienta. A medida que su peso y su centro de gravedad cambian, es especialmente importante que trabaje con su cuerpo y no contra él. No haga ejercicios hasta que llegue a sentir dolor o quedar exhausta, y no practique actividades que le hagan subir la temperatura o aceleren su pulso cardíaco a más de 140 latidos por minuto. Asegúrese de "calentarse" lentamente hasta llegar a ejercicios más rigurosos, y permita un tiempo adecuado para "enfriarse" entre una actividad y otra. Después del cuarto mes de embarazo, evite los ejercicios que requieran tenderse boca arriba, porque la presión que ejerce su útero agrandado sobre las principales venas y arterias puede reducir la corriente sanguínea a su corazón y a la placenta.

Nadar o caminar beneficiará todo su cuerpo y son buenos ejercicios durante el embarazo. Caminar con rapidez diariamente ayuda a impedir problemas circulatorios. (Véanse Ejercicios aeróbicos, página 96, y Deportes, página 92, para obtener más información que la ayude a elegir actividades adecuadas.)

Los ejercicios para el fondo de la pelvis (Kegel) que aparecen en las páginas 75 y 76, y los ejercicios para los músculos abdominales de las páginas 79 y 80 tienen por objeto, especialmente, ayudar a fortalecer los músculos que usted usará en el parto. También, encontrará útiles estos ejercicios después de que haya nacido su bebé.

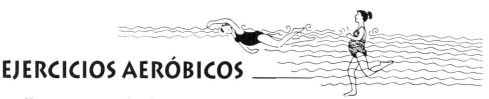

EJERCICIOS AERÓBICOS

Un programa regular de ejercicio aeróbico durante el embarazo puede ser beneficioso si usted se cuida y lo hace con sentido común. Si usted estaba en buen estado físico antes de quedar embarazada, probablemente puede continuar su rutina regular siempre que se sienta bien dispuesta. Sin embargo, el embarazo no es el momento de iniciar una actividad excesiva que nunca haya tenido antes. Pregunte a su partero si existe algún problema especial en su embarazo que no permita la práctica de ejercicios aeróbicos. He aquí algunas indicaciones generales:

- Entre en calor gradualmente y enfríese lentamente.
- Evite cualquier ejercicio que eleve los latidos de su corazón a más de 140 por minuto o su temperatura corporal a más de 37°C (100.6°F). Después del cuarto mes de embarazo, no haga ningún ejercicio que requiera que se acueste sobre su espalda.
- Los ejercicios aeróbicos de gran impacto pueden poner demasiada tensión sobre las coyunturas que sostienen su peso. Cambie a un programa de bajo impacto. Es posible que en la zona de recreación de su comunidad tengan clases de ejercicios aeróbicos bajo el agua. Estos son ideales para el cuerpo de una embarazada.
- No se esfuerce excesivamente. Si no puede hablar y hacer los ejercicios al mismo tiempo, se está sobrepasando. Tómelo con calma.
- Use ropa cómoda y zapatos atléticos adecuados. Use un sostén de soporte mientras hace los ejercicios.

Pregunte a su partero acerca de las clases de ejercicios aeróbicos y otros programas de ejercicios que puedan estar disponibles en su comunidad para las mujeres embarazadas. Si desea tener un programa estructurado, pero no quiere formar parte de un grupo, busque en la biblioteca de su localidad, en las tiendas de libros o de videos y obtendrá el material adecuado para hacer ejercicios. Uno de los videos que le puede interesar es, en inglés: *The American College of Obstetrics and Gynecology Pregnancy Exercise Program*. Otro, desarrollado especialmente para el embarazo: *Jane Fonda's New Pregnancy Workout*. (Véanse también Ejercicios, página 95; Deportes, página 92; y en la Sección Tres: MANTÉNGASE SALUDABE Y EN BUENA FORMA, páginas 75–81.)

EMBARAZO ECTÓPICO

En un embarazo de rutina, el óvulo fertilizado desciende por las trompas de Falopio hacia el útero, donde se implanta y desarrolla. Sin embargo, en un muy pequeño porcentaje de casos algo sale mal y el embarazo se desarrolla en una trompa o, en casos extremadamente raros, en la zona abdominal o pélvica fuera del útero. A esto se le llama embarazo ectópico (que significa "fuera de lugar"). Si no se identifica y elimina de inmediato, un embarazo ectópico, puede causar hemorragia y la madre puede perecer.

Aunque es posible que una mujer sin factores de riesgo tenga un embarazo ectópico, tal condición es más probable en una mujer con anormalidades en los tubos. Las mujeres que anteriormente sufrieron inflamación de la pelvis, endometriosis, problemas de infecundidad, cirugía abdominal o un embarazo ectópico previo, tienen más riesgos de tener anormalidades en los tubos o trompas. También está en riesgo de embarazo ectópico la mujer que está embarazada debido a un fallo en el método contraceptivo que requiere un dispositivo intrauterino (*IUD*, en inglés), que ha tenido esterilización sin éxito de las trompas o que ha tenido contraceptivos implantados.

Los síntomas de embarazo ectópico pueden incluir:

- Dolor abdominal sordo o agudo que puede presentarse de repente y persistir o, en otros casos, surgir intermitentemente;
- Sangramiento vaginal errático, más ligero o más abundante que el de la menstruación
- Debilidad, mareo, desmayos o dolor de cabeza;
- Dolor en los hombros (causado por el exceso de sangre en el estómago debido a la ruptura de una trompa).

Si usted siente alguno de estos síntomas, consulte a su partero inmediatamente. Si éste sospecha un embarazo ectópico, se realizará uno o más análisis para confirmar o rechazar el diagnóstico. Un análisis de sangre para descubrir la hormona gonadotropina coriónica humana (*HCG*, en inglés), que aumenta a medida que avanza el embarazo, puede indicar un aumento anormal de esta hormona, situación que se presenta con más probabilidad en un embarazo ectópico. Los resultados anormales de un análisis para descubrir la hormona progesterona también pueden indicar un posible embarazo ectópico, aunque se pueden encontrar resultados similares en casos de amenaza de aborto natural.

Aunque es difícil percibir el embarazo ectópico con ondas de ultrasonido, un examen de este tipo que encuentra el embarazo en el útero indicaría que es poco probable el embarazo ectópico. El examen de ondas de ultrasonido transvaginal, una técnica más nueva que el tradicional sonograma o ecografía, puede proporcionar una mejor imagen al inicio del embarazo. (Véase Ultrasonido, página 125.)

La laparoscopía es una prueba en la cual se inserta un instrumento a través de una pequeña incisión en el abdomen. El instrumento, que aumenta e ilumina, le permite al médico observar las trompas de Falopio. A veces, un pequeño embarazo ectópico, que todavía no haya causado la ruptura de la trompa, puede ser eliminado mediante la laparoscopía. Si el embarazo está más avanzado o la trompa ya se ha roto, será necesaria cirugía más extensa. La ruptura de una de las trompas es una emergencia que debe ser atendida sin demora alguna.

En unos pocos casos, existen medicinas que interrumpen el desarrollo del embarazo y permiten que el cuerpo reabsorba los tejidos. Este tratamiento relativamente nuevo, se puede usar sólo si el embarazo ectópico ha sido detectado con tiempo suficiente y sea muy pequeño, la trompa no esté rota y no haya hemorragia. Este tratamiento todavía no se practica en algunos hospitales.

Es esencial el tratamiento a tiempo del embarazo ectópico, no sólo por la salud de la mujer, sino por su futura capacidad reproductora. No dude en llamar a su partero si existe alguna señal de que usted pueda tener un problema. Es mejor descubrir que todo está bien, a arriesgarse a esperar, porque así una condición que tendría remedio se vuelve una emergencia peligrosa.

EMPLEO

Dependiendo de su salud y de la naturaleza de su empleo, probablemente usted puede seguir trabajando hasta cuando lo desee. Antes, algunos empleadores discriminaban contra las mujeres embarazadas y establecían límites arbitrarios en la cantidad de tiempo que una mujer embarazada podía continuar en su trabajo. Sin embargo, tal actitud ya no se permite legalmente, ni se recomienda a nivel médico. Muchas mujeres eligen seguir trabajando durante el embarazo. Si usted y su bebé están sanos y el tipo de trabajo que desempeña no presenta un peligro imposible de resolver para su embarazo, usted es la que debe decidir cuánto tiempo deberá seguir en su empleo.

Si usted sospecha que su trabajo puede ponerla a usted o a su bebé en peligro, comente esto con su partero al comienzo de su embarazo. (Véase Peligros en el empleo, páginas 108–11, donde se mencionan en detalle trabajos que pueden ser peligrosos durante el embarazo.) Su empleador puede tener información específica relacionada con los posibles problemas en su trabajo. El Departamento de Salud de su estado o comunidad pueden ser otra fuente de información acerca de peligros relacionados con ciertos trabajos durante el embarazo.

Probablemente pueda continuar desempeñando el trabajo que usted tenía antes del embarazo, siempre que usted lo desee. Si existe algún problema especial con el embarazo que requiera que usted modifique sus actividades, su partero los comentará con usted.

Si su trabajo requiere excesiva actividad física, es probable que la fatiga normal del embarazo la afecte aunque usted esté en magnífico estado de salud. A medida que su tamaño y forma cambian, tendrá que cuidarse al hacer cosas que requieran equilibrio. Si su trabajo requiere que esté sentada, es importante ponerse de pie y caminar durante unos minutos cada hora. Esto ayudará a impedir que se demore la circulación y se formen coágulos. Si su trabajo requiere que esté de pie durante largos períodos de tiempo, trate de programar periodos de descanso durante los cuales pueda reposar con los pies en alto durante unos minutos. Use su sentido común y préstele atención a su cuerpo. (Véase también Beneficios de incapacidad, página 89.)

ENEMA

En algunos hospitales, todavía puede ser procedimiento típico aplicarle un enema a una mujer que esté a punto de dar a luz una vez que es admitida, pero hoy en día la mayor parte de los parteros considera que los enemas no son necesarios. El propósito del enema es vaciar el intestino grueso para proporcionarle más espacio al bebé a la vez que se reduce la expulsión involuntaria de heces fecales durante el parto. Sin embargo, para muchas mujeres la naturaleza propociona su propio procedimiento de limpieza, y los intestinos dan de sí o se presenta una diarrea durante la primera etapa del parto.

Usted podrá decidir si desea un enema. Debe comentarlo anticipadamente con su partero.

ENFERMEDAD DE LYME

La enfermedad de Lyme es transmitida por las garrapatas de los ciervos que se adhieren y se alimentan de cualquier organismo vivo, incluyendo los seres humanos. Se han encontrado garrapatas infectadas en los jardines y parques al igual que en los campos y bosques, así que quedarse en la casa no es garantía de seguridad.

Aunque la mujer infectada con enfermedad de Lyme puede tener un bebé saludable, es posible que el bebé sufra daños graves o incluso la muerte. La enfermedad puede ser tratada con antibióticos, pero es preferible prevenirla.

Cuando esté al aire libre en una zona que pudiera albergar garrapatas, use ropa protectora (pantalones largos, medias, mangas) y use un repelente para garrapatas, tal como se indica.

En sus primeras etapas, la enfermedad de Lyme puede causar síntomas parecidos a los de la gripe y una erupción rojiza circular. Si usted tiene estos síntomas o sospecha que la ha picado una garrapata, consulte con su partero sin demora.

ENFERMEDAD VENÉREA

La enfermedad transmitida sexualmente (enfermedad venérea) es un grave problema de salud en el mundo. Algunas de estas enfermedades pueden causar grave daño o aún la muerte al feto en desarrollo. Es importante que una mujer embarazada que sospeche que ha sido infectada le comunique sus temores inmediatamente a su doctor, para poder identificar la enfermedad e iniciar el tratamiento.

Un análisis sanguíneo rutinario efectuado durante una temprana visita prenatal al doctor o a la clínica determina si existe sífilis, enfermedad que puede causar diversos defectos, así como la muerte de un bebé nonato. Muchos trastornos debidos a la sífilis pueden no aparecer sino hasta muchos años después. Si el análisis sanguíneo rutinario resulta positivo, se hacen nuevas pruebas para ver qué tratamiento se requiere. Si se la identifica pronto, por lo general la sífilis puede ser curada completamente.

Actualmente, la mayor parte de los parteros hacen pruebas rutinarias de clamidia, la enfermedad venérea más común. Aunque hasta el 80 por ciento de las mujeres infectadas con clamidia pueden no sufrir síntomas, el bebé que se infecta con clamidia al pasar por la vagina puede sufrir neumonía o infecciones de los ojos, los oídos, el estómago o los intestinos. (Véase Clamidia, página 90.)

Muchas mujeres que padecen clamidia también tienen gonorrea. Al igual que con la clamidia, una mujer puede no advertir los síntomas de la gonorrea, aunque su bebé se puede infectar al pasar por la vagina. Si una mujer padece gonorrea durante el parto y su bebé ha quedado infectado al nacer, el bebé puede quedar ciego. Debido a esto, la mayor parte de los estados requieren que se aplique medicina (ungüento antibiótico o gotas de nitrato de plata) de manera rutinaria a los ojos del bebé apenas nacido, para impedir la infección. La gonorrea es curable y puede ser tratada con antibióticos.

El virus del herpes (tipo 2) es cada vez más común. Durante su etapa activa, este virus (conocido como *herpes virus*, en inglés) causa dolorosas llagas en las partes genitales. No existe cura conocida para el herpes genital, por el momento, aunque los síntomas pueden ser controlados y se puede proveer algún alivio. Debido a que el recién nacido que contrae herpes durante el parto está en considerable riesgo de muerte o incluso de padecer graves defectos, se recomienda el parto por cesárea para la mujer que padezca un caso activo de herpes genital. (Véanse en la página 101 algunas sugerencias adicionales para tratar el virus del herpes.)

El Síndrome de Inmuno Deficiencia Adquirida o SIDA (*AIDS*, en inglés), muestra un marcado aumento entre las mujeres en edad de quedar embarazadas, especialmente entre aquellas que han usado drogas por vía intravenosa o que hayan tenido numerosos compañeros. La mujer que lleva el virus del SIDA (o sea, la que da resultado positivo a las pruebas de HIV) o a la que se ha diagnosticado como víctima del SIDA, está en grave riesgo durante el embarazo y en cualquier otro momento. Ella y su bebé requieren atención y cuidado especial. (Véase SIDA, página 122.)

Si usted sospecha que puede sufrir una enfermedad venérea, asegúrese de mencionarlo a su partero a la mayor brevedad. No deje que la vergüenza le impida obtener la ayuda que necesita. Su salud y la vida de su bebé pueden depender de ello. Para impedir la infección o reinfección durante el embarazo, algunos parteros sugieren que se use un condón durante el coito. Si usted sufre una enfermedad venérea y está bajo tratamiento, es posible que sea necesario tratar también a su compañero.

EPISIOTOMÍA

Una episiotomía es una incisión que se hace en el perineo (el área situada entre la vagina y el ano) para agrandar la abertura del nacimiento. Su propósito es evitar que el perineo se desgarre, y apresurar el nacimiento.

Si le hacen una episiotomía, será poco antes de que aparezca la cabeza del bebé. Después de nacido el bebé y de que haya salido la placenta, se cose la incisión. Se usa un anestésico como la novocaína antes de reparar la episiotomía, a menos, naturalmente, que se haya aplicado anestesia general o regional. (Véase en la página 159 cómo aliviar la incomodidad de una episiotomía mientras cicatriza la incisión.)

Algunos doctores hacen episiotomías rutinariamente. Otros evalúan la situación caso por caso. Si usted opina que, si es posible, prefiere evitar una episiotomía, asegúrese de comunicarle sus deseos a su partero por anticipado, sea o no necesaria una episiotomía en su caso. Sea cual fuere su preferencia, es posible que se necesite la episiotomía para impedir graves desgarramientos o para acelerar el parto por el bien del bebé.

Usted puede ayudar a mejorar las perspectivas de un parto sin episiotomía haciendo los ejercicios de Kegel (véanse las páginas 75 y 76). Estos ejercicios, si se realizan regularmente, prepararán y fortalecerán su perineo para el parto.

GEMELOS O CUATES _____

Los gemelos nacen alrededor de una vez cada noventa partos. Los gemelos idénticos son de un solo óvulo fecundado que se divide completamente muy temprano en el embarazo y luego se desarrolla en dos bebés. Los gemelos fraternos se desarrollan de dos óvulos diferentes fecundados. Debido a que tienen idéntica distribución de cromosomas, los gemelos idénticos tienen el mismo sexo, tipo sanguíneo, apariencia y otras características heredadas. Por otra parte, los gemelos fraternos pueden ser tan parecidos o diferentes como cualesquiera otros dos niños de los mismos padres.

Si su doctor descubre que su útero crece más rápidamente de lo esperado, la razón puede ser un embarazo múltiple. La localización de dos latidos fetales separados podría confirmar el diagnóstico. Un sonograma o ecografía (véase la página 125) puede proporcionar información acerca del número de bebés que lleva una mujer en su embarazo. Esta prueba se debe llevar a cabo lo más temprano posible en el embarazo.

Si usted va a tener más de un bebé, puede notar más algunas de las incomodidades del embarazo que alguien que sólo lleva adentro un bebé. En tal caso puede servirle tomar en cuenta cuidadosamente las sugerencias dadas en las páginas 23–39, para atender los cambios en su cuerpo. Pregúntele al doctor si hay modificaciones a esas sugerencias para su caso en particular.

El nacimiento prematuro es una complicación frecuente y está asociado con los nacimientos múltiples. Debido a esto, la mujer que vaya a tener gemelos puede necesitar descanso adicional en los últimos tres meses del embarazo. Si esto es necesario en su caso, su partero se lo hará saber. No deje de comunicarle a su partero sus preocupaciones y todas las preguntas que tenga.

HERPES GENITAL _____

Durante su etapa activa, el virus del herpes (tipo 2) causa dolorosas llagas en las partes genitales. Estas llagas o ampollas pueden afectar la vagina y el cerviz al igual que los labios y el recto. No existe una cura conocida, aunque el partero puede recetarle una loción con medicina para aliviar el dolor y reducir el tiempo en que las lesiones son contagiosas.

Una mujer embarazada que transmita el virus del herpes (*herpes virus*, en inglés) corre el riesgo de tener un aborto, dar a luz antes de tiempo o tener un bebé de poco peso al nacer. La atención médica del embarazo y el parto de una mujer con herpes es especialmente importante para ayudar a reducir al mínimo los riesgos potenciales para el bebé. Si una mujer tiene un caso activo de herpes genital en el momento del parto, el bebé tiene un chance de dos de adquirir la enfermedad al pasar por la vagina. El recién nacido que contraiga herpes de esta manera puede morir o quedar con el cerebro gravemente dañado o quedar ciego. En consecuencia, a medida que se acerca el día del fin del embarazo, se recomienda la cesárea para la madre que sufra un caso activo de herpes genital.

Evite el sexo oral cuando usted o su compañero tengan llagas en la boca si quieren ayudar a impedir la propagación del herpes. Las llagas contienen virus de herpes activos, y usted debe lavarse cuidadosamente las manos antes de cualquier contacto genital. Es posible que el herpes oral (tipo 1), que causa llagas alrededor de la boca, cause también llagas en las partes genitales. Si usted o su compañero tiene herpes genital activo, se recomienda que usen un condón o se abstengan de cualquier actividad sexual que involucre contacto genital. (Véase Enfermedad venérea, página 99.)

MADRES CON RH NEGATIVO _____

Los análisis sanguíneos realizados al principio del embarazo indican si la sangre de una madre contiene el factor Rh. Si es así, la sangre es descrita como Rh positivo (Rh +). En caso contrario, se le llama Rh negativo (Rh −). Si su sangre es Rh negativa y el padre de su bebé tiene sangre Rh positiva, el niño puede heredar de él el factor Rh y ser también Rh +. Esto hará que la sangre de la mamá sea incompatible con la de su bebé. El resultado será que el cuerpo de usted puede producir anticuerpos para protegerse de esa "sustancia extraña." Los anticuerpos pueden ser lo suficientemente fuertes como para atacar la sangre Rh + de un niño en un futuro embarazo.

Afortunadamente, ahora hay solución al problema de una madre Rh − y un bebé con Rh +. Dentro de las 72 horas siguientes al parto de un niño con Rh +, la madre debe recibir una inyección de globulina inmune al Rh (llamada *RhoGAMMA*). Una madre Rh − que haya tenido un aborto natural o provocado de un bebé Rh +, también necesitará la inyección. Esto protege a los futuros bebés al impedir que se formen anticuerpos en la sangre de la madre.

En un pequeño número de mujeres con Rh −, pueden producirse anticuerpos durante el embarazo, así como después del parto. Una inyección de RhoGAMMA durante la semana 28 del embarazo puede prevenir este problema. Como no hay forma de predecir por adelantado qué casos necesitan este tratamiento, muchos doctores recomiendan que *todas* las mujeres con Rh − reciban RhoGAMMA durante el embarazo como medida de precaución. Este procedimiento es seguro tanto para la madre como para el feto. Se requiere otra dosis de RhoGAMMA después del parto si el bebé tiene Rh +.

Si usted tiene Rh + no necesita preocuparse por nada de esto. Si usted y el padre del bebé son ambos Rh −, tampoco hay por qué preocuparse. Surge el problema sólo con una madre con Rh − y un bebé con Rh +.

MARIGUANA

La mayoría de las razones para no fumar cigarrillos durante el embarazo (véase Tabaco, página 124) se aplican también a fumar mariguana. Las fumadoras corren mayor riesgo de tener abortos, partos prematuros o de que su bebé nazca muerto. La placenta de las madres que fuman mariguana tiende a ser más pequeña y menos eficiente, y sus bebés pueden ser más chicos y menos desarrollados al nacer que como serían si sus madres no hubieran usado esta droga. Parece haber un vínculo entre el uso de la mariguana y los trastornos del comportamiento como la hiperactividad y la irritabilidad del recién nacido. Aunque estos problemas pueden no persistir después de la infancia, los trastornos del comportamiento inducidos por el uso de la mariguana pueden hacer que el primer año de vida sea difícil para la madre y para el bebé.

MEDICAMENTOS SIN RECETA

Muchos medicamentos, incluso los más comunes que usted puede comprar sin receta, atraviesan la placenta, llegan a su bebé y pueden dañarlo. Por ejemplo, la aspirina—una medicina sin riesgos en circunstancias normales—puede representar un peligro durante el embarazo. Muchos medicamentos para la tos y el catarro contienen sustancias, tal como el alcohol, que deben ser evitadas durante el embarazo. Las píldoras para dietas, que nunca deberá tomar durante el embarazo, contienen un estimulante que se sabe que produce anormalidades en los bebés.

Durante el embarazo es mejor no confiar en la posible seguridad de ningún medicamento o droga, incluso si usted los ha comprado y tomado de manera rutinaria antes del embarazo. En la Sección Dos, HÁGALE FRENTE A LOS CAMBIOS DE SU CUERPO (páginas 23–39), se encuentran muchas sugerencias acerca de cómo resolver los problemas normales y típicos del embarazo. Para cualquier molestia que usted sufra, se le ofrecen varias alternativas que la pueden ayudar. Si usted necesita ayuda adicional, los remedios homeopáticos (disponibles en las tiendas de los productos naturales y por catálogo) la pueden ayudar a realzar la capacidad de su cuerpo para hacerle frente a los problemas y curarlos. Los remedios homeopáticos no son tóxicos y son seguros para la madre y para el bebé. Para obtener más información acerca de los remedios homeopáticos, póngase en contacto con los Servicios Homeopáticos Educacionales (*Homeopatic Educational Services*, 2124 Kittredge Street, Berkeley, CA 94704. Teléfono [510] 649-0294.).

Antes de tomar algún medicamente de venta sin receta durante el embarazo, usted debe estar bien segura de que es seguro y de que lo necesita. Lea cuidadosamente la etiqueta o información impresa. Pregúntele a su partero qué opina. Durante el embarazo, es mejor evitar cualquier medicina de venta sin receta a menos que su partero le sugiera un producto en particular para una circunstancia específica.

El embarazo no es el momento de tomar medicinas por cuenta propia.

MEDICINAS (PARA EL PARTO)

Mucho antes de que llegue ese día, usted debe hablar con su partero acerca de las medicinas que va a tomar durante el parto. Si asiste a clases de preparación para el parto y tiene la intención de tener un parto sin tomar medicinas, es importante que usted y su partero intercambien puntos de vista sobre las expectativas que usted tiene acerca de esa experiencia.

Pregúntele a su partero qué podría usar si requiriera medicinas durante el parto. Los analgésicos alivian el dolor. Los anestésicos suprimen temporalmente la sensación incluyendo el dolor. Siéntase en libertad de hacer preguntas acerca de los efectos de estos medicamentos en su parto y su bebé. Es mejor hablar de esto antes del parto, para evitar malos entendimientos.

Naturalmente, razones especiales durante su parto pueden presentar razones médicas para cambiar los planes. Aunque esté bien preparada e informada, su partero y usted todavía tienen que hacerle frente a lo inesperado. (Véanse Cesárea, página 89, y Anestesia epidural, página 87.)

MONITOR FETAL ELECTRÓNICO

El monitor fetal electrónico es un medio de observación continua de los latidos cardíacos del bebé para observar su estado en el útero durante el parto. Hay dos tipos de monitores electrónicos: interno y externo. El monitor interno emplea un electrodo unido al cuero cabelludo del bebé para registrar el ritmo cardíaco del feto. Un electrodo colocado dentro del útero de la madre registra las contracciones. El monitor fetal interno no puede usarse hasta que las membranas se hayan roto espontáneamente o se haya realizado una amniotomía. El monitor externo es menos preciso que el interno, se sujeta alrededor del abdomen de la madre y emplea ondas de ultrasonido para registrar el ritmo cardíaco fetal y un tensiómetro para registrar las contracciones.

La alternativa para el monitor fetal electrónico es el estetoscopio ultrasónico manual manejado por una enfermera u otro asistente. Con una enfermera por cada parturienta, el monitoreo por cualquier persona adiestrada ha demostrado ser tan eficaz y seguro para el bebé como el monitor electrónico. Algunas parturientas prefieren no estar unidas a un aparato que limita sus movimientos por el cuarto y asumir una posición más cómoda. Otras, sin embargo, se sienten más seguras cuando se emplea el monitor electrónico.

Algunos hospitales usan el monitor fetal electrónico rutinariamente en todos los partos. Otros emplean aparatos solamente cuando están específicamente indicados, para partos de alto riesgo. El uso rutinario del monitor electrónico está vinculado con un aumento en las posibilidades de parto por cesárea. Si lo desea, puede hablar con su partero por adelantado para saber si requerirá o no el monitor fetal electrónico durante su parto. Siéntase libre de hacer las preguntas que desee.

MUESTREO DE LA VELLOSIDAD CORIÓNICA __

El muestreo de la vellosidad coriónica (*CVS*, en inglés) es un procedimiento donde se analizan muestras de tejido de la placenta para evaluar el bienestar del feto. Algunos centros médicos ofrecen el muestreo de la vellosidad coriónica como alternativa a la amniocentesis. El muestreo se puede realizar desde las 8 a 12 semanas de embarazo, y los resultados se obtienen una dos semanas después. En los casos en los cuales exista la opción de dar por terminado el embarazo, dentro de las cuarenta y ocho horas después del muestreo, se puede efectuar un análisis preliminar que indique la presencia del síndrome de Down.

En caso de que la mujer considere la opción de dar por terminado el embarazo, cuanto antes se disponga de la información, mejor. Las desventajas del muestreo están en que tiene una tasa un poco alta de fallo en obtener información y una tasa ligeramente alta de aborto espontáneo posterior al procedimiento. Otra desventaja es que el muestreo de la vellosidad coriónica, a diferencia de la amniocentesis, no incluye en sus pruebas la detección de fetoproteína alfa (véase la página 119). Si la prueba de fetoproteína alfa revela un nivel alto de proteína, la amniocentesis puede ser recomendada de todas maneras para obtener una visión diagnóstica más completa (véase la página 86).

NACIMIENTO VAGINAL DESPUÉS DE CESÁREA

Hasta hace poco tiempo, cualquier mujer que hubiera tenido un bebé mediante cesárea debía tener sus futuros hijos de la misma manera. Ahora ha cambiado la rutina de realizar cesáreas repetidamente, porque cada vez más mujeres demandan la oportunidad de intentar el nacimiento vaginal después de cesárea (en inglés, *VBAC*— pronunciado "vibac," por *vaginal birth after cesarean*), y cada vez, más doctores están dispuestos a darles la oportunidad de realizarlo.

Si en su cesárea anterior le hicieron una incisión uterina horizontal baja, el parto vaginal puede ser tan seguro para su bebé como la repetición de la cesárea, y puede ser aún más seguro para usted. He aquí algunas sugerencias para ayudarla a lograr un nacimiento vaginal después de haber tenido una cesárea, si es posible en sus circunstancias particulares.

- Busque un partero que esté dispuesto a intentar el VBAC, y que esté decidido a ayudarla a tener buenos resultados. un instructor que porporcione información e instrucción de apoyo al VBAC. Tal vez usted pueda encontrar una clase encaminada especialmente a la preparación para el VBAC.
- Piense en contratar una partera o ayudante que la acompañe durante el parto, especialmente si su partero requiere que las candidatas al VBAC ingresen al hospital a las primeras señales de parto.
- El apoyo personal que le dé una asistente que considere el parto como un proceso normal, en lugar de un problema médico, puede ayudarla a pasar sin problemas un prolongado parto, mejor de lo que podría lograrlo estando sola.
- Para obtener más información, póngase en contacto con International Cesarean Awareness Network, P.O. Box 152, University Station, Syracuse, NY 13210. Teléfono (315) 424-1942.

Aunque usted esté bien informada y motivada y sus auxiliares en el parto cooperen con usted, es posible que necesite de todos modos la operación cesárea. Puede haber para ello una nueva razón no relacionada con la primera cesárea o una recurrencia del caso anterior. Si esto sucede, recuerde que no significa que usted haya fracasado. Simplemente, significa que se tomó una decisión médica en el momento necesario, más bien que meses antes, en anticipación de algo que pudo no haber ocurrido.

OTROS ESCENARIOS PARA EL NACIMIENTO __

Para tener un nacimiento en medio de la familia, en un escenario hogareño, pero sin el riesgo potencial de un parto en la casa, muchas mujeres recurren a escenarios alternativos, ya sea en un hospital o en un sitio afiliado a un hospital.

Debido a peticiones de las pacientes, muchos hospitales ofrecen salas de parto en las que una mujer puede dar a luz, recuperarse y disfrutar de la compañía de su recién nacido en el mismo lugar antes de trasladarse a instalaciones de maternidad/enfermería. En algunos hospitales, estas salas especiales de parto pueden estar limitadas, disponibles sólo en orden de llegada. En tal caso, puede hacer su petición de este tipo de sala con anticipación.

Varios hospitales han dado un paso adicional en el concepto de salas de parto y han establecido centros alternos de nacimiento, separados de las unidades regulares de obstetricia. Estos centros alternativos, que ofrecen máxima flexibilidad, semejante al hogar, con intervención mínima, están limitados a menudo a las mujeres clasificadas como de "bajo riesgo."

Otra opción para mujeres de bajo riesgo es un centro de parto fuera del hospital. En estos centros, la mayoría de los partos los atienden enfermeras-parteras, cuyo énfasis es considerar el nacimiento como un proceso normal. Estos centros de parto cuentan con el apoyo de hospitales cercanos en caso de que se requiera una intervención médica adicional.

PARTICIPACIÓN FRATERNA __

Algunas familias desean que sus hijos estén presentes en el nacimiento de un nuevo miembro de la familia. Muchos centros alternos de nacimiento y algunos hospitales permiten que los hermanos estén presentes durante el parto. Sin embargo, esta práctica quizás no sea apropiada o cómoda para muchas familias, y usted no debe pensar que le niega a sus hijos una experiencia esencial si decide que ellos no participen en el parto. He aquí algunos puntos que hay que tener en cuenta si planea que sus otros hijos la acompañen durante el parto.

- Asegúrese de que los niños están preparados para la experiencia y realmente quieren estar allí. Su decisión de tenerlos presentes debe estar de acuerdo con las necesidades de ellos y las de usted.

- Un adulto responsable, que no sea su ayudante/compañero de parto, debe acompañar a cada niño y estar preparado para salir del sitio de los acontecimientos con él o ella si es necesario.
- Con anticipación, póngase de acuerdo con su partero para la participación de los niños. No cuente con presentarse al parto en un hospital local acompañada de una comitiva familiar no anunciada y que todo salga de acuerdo con sus deseos. Si la presencia de sus otros hijos en el parto es muy importante para usted, esto puede influir en su elección del sitio del nacimiento.

La mayoría de los hospitales toma alguna medida para que los hijos visiten a su madre, y nuevo hermano o hermana, después del nacimiento. Averigüe con anticipación qué procedimientos se siguen en el lugar donde usted planea dar a luz. La mayoría de las familias encuentran que vale la pena la visita de los hermanos a la guardería y la oportunidad de que los niños vean a su madre.

PARTO CON FÓRCEPS

El fórceps es un instrumento que se utiliza a menudo para ayudar a extraer al bebé del canal de nacimiento si la segunda etapa del parto no progresa y la madre no puede pujar para ayudar a salir al bebé. Aunque el uso del fórceps está relacionado con un aumento en el riesgo de causar daños al bebé, pueden ser usados con seguridad por un partero con experiencia. El parto mediante el uso de fórceps bajo significa que se usa cuando la cabeza del bebé está en el perineo. El parto con el uso de fórceps medio es más difícil, requiere usar el instrumento cuando la cabeza del bebé no está todavía en el perineo sino que está todavía a medio camino en la pelvis. Aunque algunos parteros emplean el sistema de parto con uso de fórceps bajo con confianza, otros prefieren—en igualdad de circunstancias—llevar a cabo una cesárea. La destreza y experiencia que tenga el partero en cada técnica determinará la decisión que tome. El uso de fórceps requiere que la madre esté anestesiada y se lleve a cabo una episiotomía.

El parto con uso de fórceps ocurre cada vez con menos frecuencia que antes. Esto se debe, en parte, al énfasis en el parto natural y a la disminución en el uso de la anestesia (que inhibe la capacidad de pujar) para los partos vaginales. El uso de las distintas posiciones en las cuales la fuerza de gravedad contribuye al parto con más facilidad (en cuclillas, de pie, sentada o arrodillada), también puede reducir la necesidad de los fórceps.

También, se puede usar un extractor al vacío en lugar del fórceps. Se une una "copa" al vacío a la cabeza del niño mediante succión, y luego se extrae el bebé del canal vaginal. La extracción al vacío se ha utilizado en Europa desde hace tiempo, y en los Estados Unidos está aumentando su uso como alternativa al fórceps.

PARTO INDUCIDO

El parto se puede iniciar por la rotura artificial de las membranas o usando la hormona sintética oxitocina por vía intravenosa. Actualmente, algunos parteros ofrecen el uso de una gelatina de prostaglandina que se aplica en la vagina para suavizar el cerviz e inducir las contracciones.

En el pasado, no eran raros los bebés que nacían mediante una "cita," porque algunos doctores rutinariamente inducían el parto y las madres lo pedían a menudo. Sin embargo, ahora se sabe que esta práctica crea una serie de riesgos tanto para la madre como para el bebé, y generalmente no se recomienda.

Existen ciertas razones médicas para inducir el parto. Estas incluyen enfermedades de la madre, tales como la preeclampsia o la diabetes, o el deterioro del funcionamiento de la placenta. En tales casos, es necesario iniciar el parto para cuidar la salud de la madre, del bebé o de los dos. La conveniencia—de usted o de su doctor—no es una razón médica para inducir el parto. Así que, aunque usted esté segura de que ha estado embarazada durante demasiado tiempo, en la mayoría de los casos es mejor dejar que la naturaleza siga su curso. Si se recomienda un parto inducido, con confianza, pregúnte-le a su partero cuáles son las razones.

PARTO LEBOYER

En su libro, *Nacimiento sin violencia*, el obstetra francés Frederick Leboyer, describe en detalle el método Leboyer (véase la página 129). Este enfoque del parto, significa un esfuerzo por reducir al mínimo el trauma del recién nacido creando una atmósfera amable y agradable para el parto. Leboyer recomienda, entre otras cosas, un ambiente tranquilo y tenuemente iluminado, la colocación inmediata del recién nacido sobre el abdomen de la madre, esperar a cortar el cordón umbilical hasta que haya dejado de tener pulsaciones, y dar un baño tibio al bebé para aliviar su transción desde el útero al mundo exterior. Si este método de parto le interesa, puede leer el libro de Leboyer y comentar sus deseos con su partero. Algunos hospitales se resisten a reducir la iluminación y a adoptar procedimientos distintos de ciertas rutinas médicas que siguen. Si usted opina que el tipo de parto estilo Leboyer es importante para su familia, esto puede influir en su elección de ambiente para el parto.

PELIGROS EN EL EMPLEO

Aunque la mujer tiene derecho a continuar trabajando durante el embarazo, si está capacitada para hacerlo, existen ciertos peligros en algunos ambientes de trabajo que pueden hacer inadecuada la decisión de continuar trabajando. Usted debe investigar si el trabajo que desempeña puede causar algún riesgo inusitado para el feto. En caso positivo, debe averiguar bien y comentar este asunto con su partero. Sea cual fuere, la decisión que usted tome deberá estar basada en una buena información.

Se sabe definitivamente que algunas sustancias que hay en los sitios de trabajo son teratogénicas (o sea, dañinas para el feto si la madre queda expuesta a ellas durante el embarazo). Muchas otras sustancias tienen un margen de seguridad cuestionable, aunque la investigación al respecto pueda ser conflictiva o no estar de acuerdo. El efecto posible de un teratógeno sobre un embarazo depende de cuál sea la sustancia, cuánto es el tiempo y cuánta la intensidad de la exposición, y del momento del embarazo durante el cual la mujer quedó expuesta.

Se sabe que el plomo es teratógeno. Las mujeres expuestas al plomo o al polvo de plomo están bajo riesgo. Estas trabajadoras pueden incluir las que fabrican las pinturas y las artistas que la emplean, las impresoras, las que trabajan soplando vidrio, en cerámica o dando barniz a la cerámica, en la preparación de baterías o acumuladores, quienes trabajan en la electrónica y todas las que trabajen con soldadura o con tuberías de plomo. Aunque el uso de gasolina sin plomo ha reducido la cantidad de plomo en el aire, que es el resultado de la combustión en los vehículos de motor, quienes trabajan en carreteras muy congestionadas o cerca de las estaciones de servicio y en las alcabalas de las carreteras (*toll booths*, en inglés), pueden experimentar cantidades inaceptables de plomo al igual que de monóxido de carbono proveniente de los escapes de los vehículos.

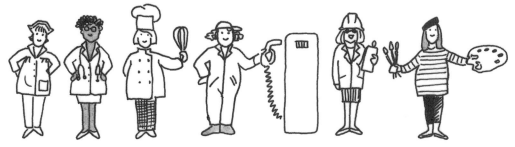

Las trabajadoras de salud encuentran otro tipo de riesgos. La radiación ionizada (los rayos X) es peligrosa. Las radiólogas y las técnicas de rayos X deben limitar el tiempo que están expuestas. Las trabajadoras de atención de salud (enfermeras, doctoras, farmacéuticas, asistentes de médicos) expuestas a la quimioterapia pueden enfrentar un riesgo mayor de aborto natural y defectos del recién nacido. Algunas asistentes de salud pueden estar expuestas a diversas enfermedades contagiosas o infecciosas, algunas de las cuales podrían dañar el feto.

Las maestras, las que cuidan niños y otras cuyo trabajo las pone en estrecho contacto con niños deben, al igual que las trabajadoras de salud, estar alertas a la posible exposición a enfermedades contagiosas o infecciosas. Aunque la inmunización rutinaria protege de muchas enfermedades de la niñez, todavía hay padecimientos, tales como la varicela, en escuelas o centros de atención infantil.

El niño que nace de una mujer embarazada que sufra varicela puede desarrollar hasta las cicatrices de las pústulas. Si la enfermedad tiene tiempo de desarrollarse antes del parto, lo más probable es que hayan sanado las pústulas. El bebé que contraiga la enfermedad justo antes o durante el parto y que no haya recibido los anticuerpos maternos contra el virus, estará en gran peligro. Se requerirá atención médica inmediata para impedir que se desarrollen graves complicaciones. Cualquier mujer que no haya tenido varicela en la niñez deberá evitar quedar expuesta a esta enfermedad durante el embarazo. La varicela es un virus que causa fiebre, erupción y enrojecimiento de la piel. Es una enfermedad típica de la niñez que puede, en raras circunstancias, causar problemas al feto, especialmente durante el primer trimestre. La mujer embarazada que trabaje cerca de niños deberá estar alerta a la posibilidad de un brote de varicela entre los niños con los que trabaja. Lo más prudente es evitar la exposición, si es posible.

Las mujeres expuestas a ciertos productos químicos que se emplean en la producción de "microchips" muestran un nivel más elevado de riesgo de aborto que mujeres en otro tipo de industrias. Estos productos químicos, los éteres glicólicos, se usan también en otras industrias, tales como la aeroespacial y la imprenta. Si usted trabaja en la industria de los semiconductores o en cualquier otra en la cual se empleen sustancias químicas peligrosas, consulte con su partero para obtener la más reciente información y su consejo específico según las circunstancias.

Existe gran controversia respecto al asunto de la radiación noionizada o sea, la radiación que emana de aparatos tales como líneas de transmisión eléctrica, terminales de pantalla de video, aparatos de televisión a colores y hornos de microondas. Aunque existe gran cantidad de datos que sugieren una relación entre los campos electromagnéticos y la leucemia infantil, la proximidad de su hogar o empleo a los cables de alto voltaje puede ser algo que usted no pueda cambiar fácilmente. Sin embargo, usted debe estar informada. No tema preguntar a su planta de servicios públicos de la localidad cuál es el resultado de la investigación más reciente al respecto.

Los estudios realizados acerca del posible peligro que presentan las terminales de pantallas de video son contradictorios y confusos. Parte de la investigación sugiere que el uso de estas terminales durante el embarazo no causa efecto sobre el riesgo de aborto o defectos en el recién nacido. Otros sí encuentran una relación. Muchas guías y folletos prenatales ignoran el asunto o sencillamente dicen que las terminales de pantallas de video (*VDT*, en inglés) son seguras. Desafortunadamente, las respuestas sencillas pueden no ser las más acertadas. Aunque existen muchos datos que indican que el uso de las terminales durante el embarazo no causa abortos ni otros problemas, algunos alegatos contrarios parecen bastante convincentes. Un estudio reciente reportó que se triplica el riesgo de aborto entre las mujeres que emplean modelos de terminales de video que emiten elevados niveles de campo electromagnético de frecuencia extremadamente baja, aunque el uso de las terminales en general no aumentó la tasa de abortos. En otras palabras, el problema fue causado por ciertas terminales, no por todas ellas.

Se está llevando a cabo más investigación acerca de la seguridad de las terminales. Si su trabajo requiere largo rato de exposición ante computadoras, ¿qué significa esto para usted? Lo más probable es que no haya problema alguno. Sin embargo, si usted está preocupada, siéntase en libertad de preguntar qué tipo de VDT está usando y si es arriesgado usarla durante el embarazo. Apague el aparato cuando no lo esté usando. Otro problema del uso del VDT—uno que no tiene nada que ver con el campo electromagnético—involucra el estar sentada durante largos períodos. Asegúrese de ponerse de pie cada hora o dos y caminar para mantener una buena circulación. Trate de sentarse con postura correcta para evitar tensión en la espalda o el cuello.

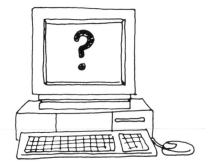

Para obtener más información acerca de VDT o cualquier otro peligro relacionado con su empleo, llame de 9 a 5 a *National Association of Working Women*. Llame al número gratuito (800) 522-0925 o escriba a 614 Superior Avenue, NW, Cleveland, OH 44113.

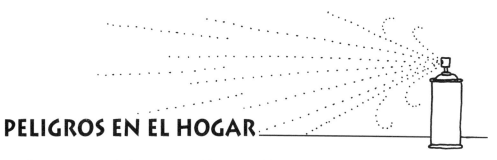

PELIGROS EN EL HOGAR

La mayor parte de la gente considera que el hogar es un lugar seguro. Sin embargo, existen algunos peligros caseros comunes que pueden hacer que el hogar no sea seguro y que pueden afectar su embarazo. Por ejemplo, se deben evitar las sustancias tóxicas lo más posible en todo momento, especialmente durante el embarazo. Si es que usa sustancias limpiadoras, insecticidas, pesticidas o cualquier producto envasado en aerosol, debe tener mucho cuidado (véase Sustancias tóxicas, página 123).

Es importante asegurarse de que el agua de su hogar es segura para el consumo. Si usted obtiene el agua de un pozo privado, asegúrese de que no está continimado. Si su hogar tiene tuberías o cañerías de plomo o incluso de cobre con soldadura de plomo, el agua que usted bebe puede contener una concentración inaceptable de plomo. Puede que usted decida que la examinen. Si usted obtiene el agua del suministro de la municipalidad, pregunte a sus funcionarios locales los datos acerca de cuán segura es el agua. Usted tiene derecho a obtener esta información. Si tiene preguntas acerca de su agua de la municipalidad, puede llamar a la *Environmental Protection Agency (EPA's) Safe Drinking Water Hotline* al (800) 426-4791, para pedir información acerca de las normas federales de agua para tomar. Pida la publicacíon *Lead in Your Drinking Water* y *Is Your Drinking Water Safe?*

El plomo es especialmente peligroso para los niños pequeños y para el feto por nacer. Si las tuberías en su casa contribuyen a la concentración de plomo del agua que bebe, usted puede reducir la cantidad de plomo en el agua dejándola correr durante unos cinco minutos antes de usarla para beber o para cocinar. En otras palabras, no consuma agua que ha estado estancada en las cañerías o tuberías durante algún tiempo. (No tiene que desperdiciarla. Usela para limpiar o para regar las plantas.) Obtenga el agua para beber o cocinar sólo de la tubería de agua fría. Es más probable que el agua caliente contenga más plomo debido a que la temperatura alta promueve la disolución del plomo. Si decide usar agua embotellada como alternativa, no suponga que es mejor que la de las tuberías. Es más, sencillamente puede ser solamente más cara. Pida al que le suministra el agua los detalles que la ayudarán a tomar una decisión.

Cuídese de las fuentes de plomo escondidas además de la que significa el agua de las tuberías. Tenga cuidado con la pintura que se despega de las paredes y que son de la época en que las pinturas con plomo eran legales. Las tintas de colores de los periódicos, de las revistas y el papel de envolver regalos pueden tener un alto contenido

111

de plomo. Toque lo menos posible estas cosas y no las queme en la chimenea de su hogar. No use envases de cerámica extranjera para bebidas o alimentos (a menos que haya sido probada y demostrada segura), porque el barniz de la cerámica puede contener cantidades elevadas de plomo. Aunque el cristal pueda parecer elegante, no almacene bebidas en jarras de cristal ni beba de vasos de cristal de plomo. La investigación más reciente ha demostrado que parte del plomo puede salir del cristal y llegar a usted a través de lo que bebe.

Durante el embarazo (y en cualquier otro momento), tenga cuidado con los aparatos domésticos comunes que crean campos electromagnéticos. Todavía se discute hasta qué punto son peligrosos. Sin embargo, hay algunas indicaciones de que la exposición continua a campos electromagnéticos puede estar asociada con problemas de la reproducción y con el cáncer en adultos y niños. Por lo tanto, reduzca al mínimo la exposición.

Éstas son algunas sugerencias para reducir la exposición a los campos electromagnéticos.

- Si usa horno de microondas, no se pare cerca mientras está funcionando.
- Deje que se le seque el pelo de manera natural, en lugar de usar una secadora eléctrica de pelo. Si tiene que usarla, manténgala en el nivel más bajo y téngala lo más lejos posible.
- Siéntese lo más lejos que pueda (a seis pies o más) de su televisor, y apáguelo cuando no lo esté viendo.
- Si usa una computadora, manténgase al menos a dos pies de la pantalla.
- Apáguela cuando no la esté usando.
- Use una botella de agua caliente en lugar de una bolsa eléctrica. Evite las mantas eléctricas y los colchones de agua con calentadores eléctricos. Si tiene que usar una manta eléctrica, asegúrese de que la suya es un modelo nuevo, (fabricada después de 1990) rediseñada para reducir el campo electromagnético.

Cuídese de la contaminación del aire dentro de su casa. Los refrescantes para el aire, los rociadores con aerosol, los líquidos de limpieza, los maderos artificiales para la chimenea, las pinturas y sus solventes pueden emitir sustancias químicas con efectos potencialmente peligrosos. El humo del tabaco es un peligro para usted y para su hijo por nacer. Irónicamente, si su hogar está bien aislado contra el frío y el uso de electricidad es eficiente, usted tendrá más preocupaciones que si pudiera abrir las ventanas y dejara entrar aire fresco.

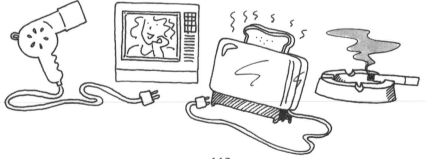

Si usa aparatos a gas para secar, cocinar o calentar, haga que los revisen para descubrir escapes de gas. Asegúrese de que están debidamente limpios y tienen ventilación suficiente para evitar la acumulación de monóxido de carbono en su hogar. Usted no puede ver, oler ni notar el monóxido de carbono, pero la puede matar. Los calentadores de ambiente a kerosén son peligrosos porque contaminan el ambiente del interior del hogar.

La contaminación del aire también causa problemas. Donde hay mucho tránsito de vehículos, es probable que haya una elevada concentración de monóxido de carbono. Evite lugares con tráfico congestionado, los túneles y los garajes de estacionamiento lo más que pueda. Deje que otra persona recorte el césped con la recortadora eléctrica y que recoja las hojas con la aspiradora de hojas.

Los posibles problemas que plantea la comtaminación ambiental nos afectan a todos, no sólo a las embarazadas y a sus bebés por nacer. Debido a que el feto es especialmente vulnerable, es un buen momento para que usted se informe más y tome medidas que la protejan a usted y a toda su familia.

PÉRDIDA DEL EMBARAZO

Si bien la mayoría de los embarazos terminan exitosamente tanto para la madre como para el bebé, algunos no concluyen así. Usted no necesita (ni debe) pensar que algo pueda salir mal. Aprevechará mejor su energía cuidándose lo mejor posible y teniendo pensamientos positivos. Sin embargo, no es inapropiado que los futuros padre y madre consideren ocasionalmente lo que tendrían que hacer si hubiera un aborto natural, si el bebé naciera muerto o si pereciera después de nacer. Es probable que usted no necesite la siguiente información, pero la hemos incluido para quienes sí tengan necesidad de ella.

En el pasado, la pérdida de un embarazo era un tema que no debía mencionarse. Y se disponía con rapidez de los restos del bebé porque se pensaba que esto sería lo mejor para los padres. Hoy, sin embargo, se alienta a los padres que pierden un hijo por aborto o por nacer muerto el bebé a afrontar la pérdida directamente, a hablar de ella y a condolerse como lo harían si hubiera perecido cualquier otro miembro allegado de la familia. Se aconseja que los padres le pongan nombre al bebé y participen en una ceremonia religiosa si lo desean. Si el bebé está totalmente formado, los padres deben ver y cargar al infante. Muchos que no ven ni cargan al bebé, más tarde expresan pesar por no haberlo hecho. Si una mujer debe permanecer en el hospital después de perder su bebé, de ser posible debe tratarse en otro sitio que no sea en la sección de maternidad, donde tendría que observar a familias felices y a sus bebés.

Quienes padecen una pérdida de embarazo pueden encontrar aliento y consuelo entre otros padres que han experimentado la muerte de un bebé muy joven o nonato. Su doctor podría enviarla a un grupo de apoyo en su comunidad. De no ser así, usted podría ponerse en contacto con SHARE, una organización de personas que han padecido una pérdida de embarazo o la muerte de un recién nacido. Más de 300 grupos de Estados Unidos están inscritos en SHARE y puede que haya uno cerca de donde usted vive. Puede obtener información adicional al respecto, escribiendo a National SHARE Office,

St. Joseph's Health Center, 300 First Capitol Drive, St. Charles, MO 63301, también, puede llamar al (314) 947-6164.

PERFIL BIOFÍSICO

El perfil biofísico (*BPP*, en inglés) es un indicador del bienestar del feto que se basa en un examen del feto mediante una combinación de ondas de ultrasonido y una prueba de falta de tensión. La prueba de falta de tensión registra los latidos del corazón del feto. Las ondas de ultrasonido se emplean para examinar y medir la respiración del feto, el movimiento del cuerpo del feto, el tono muscular del feto y la cantidad de fluido amniótico. Se puede graduar la placenta según su desarrollo y/o su edad. Cada aspecto es registrado, y de esto se obtiene un total. Los resultados del BPP pueden ayudar a su partero a tomar decisiones acerca de su atención y si habrá que inducir el parto. Especialmente al final de un embarazo de alto riesgo, se puede repetir el BPP según se necesite, para así comparar el resultado de ese momento con los resultados obtenidos con anterioridad y así ayudar a tomar decisiones.

PESO

Durante el embarazo, es normal aumentar de 11 a 13 kilos (24 a 30 libras). A menos que su partero le diga otra cosa, esto es lo que debe usted procurar. Si come alimentos nutritivos, su aumento de peso no será grasa. La mayor parte de ese peso se puede perder de dos a seis semanas después de dar a luz.

Para una madre típica que come prudentemente durante el embarazo, he aquí lo que puede incluir el recomendado aumento de 11 kilos (24 libras):

Bebé	3.75 kg (7.50 lb)
Placenta	½ kg (1 lb)
Fluido amniótico	1 kg (2 lb)
Tejido del seno	½ kg (1 lb)
Útero	1.25 kg (2.50 lb)
Sangre	1.75 kg (3.50 lb)
Otros líquidos	1.37 kg (2.75 lb)
Otros	1½ kg (3.25 lb)

En las páginas 43–74, encontrará recomendaciones para su nutrición durante el embarazo. Esta información describe las clases de alimentos que usted deberá comer y sus razones. No haga dieta para perder peso ni trate de mantener su nivel de peso anterior al embarazo. Su bebé y su cuerpo necesitan las calorías y las sustancias alimenticias recomendadas. El aumento de peso recomendado es esencial para la salud de su bebé.

Es importante la contidad que usted aumenta, pero también es importante la velocidad a la cual usted aumenta de peso. Es preferible aumentar de peso lenta y continuamente durante el segundo y el tercer trimestre—alrededor de ½ kg (1 lb) cada ocho o diez días—a tener cambios de peso erráticos. Un aumento de peso típico de veinticuatro a treinta libras (11–14 kilos) quedaría distribuido de la siguiente manera: de 1½ a 2 kg (3–4 lb) durante el primer trimestre de 5 a 6 kg (10–12 lb) durante el segundo trimestre, y de 5½ a 7 kg (11–14 lb) durante el último trimestre.

PREECLAMPSIA (TOXEMIA)

La preeclampsia, conocida también como toxemia del embarazo, es una enfermedad que puede ser muy peligrosa para una mujer embarazada y para su bebé. Los síntomas de la enfermedad incluyen la hinchazón de los tejidos del cuerpo, rápido aumento de peso, alta presión arterial y la presencia de proteína (albúmina) en la orina. Dos de estos síntomas indican que se puede estar desarrollando un grave problema. En los casos más graves, puede haber un pronunciado descenso en la cantidad de orina producida, dolor abdominal o visión borrosa.

A pesar de la considerable investigación realizada al respecto, los expertos no están de acuerdo en la causa exacta de la toxemia del embarazo. Sin embargo, en lo que sí están de acuerdo es en que la mejor cura es la prevención. Cada vez que usted visite a su partero, deberá comprobar su presión arterial, orina y peso, para comparar con lo anotado en su visita anterior. Un examen físico puede descubrir la retención indebida de líquidos y la hinchazón. En sus primeras etapas más suaves, la preeclampsia puede ser controlada. En los casos en los que falta el tratamiento o no tiene éxito, los síntomas se vuelven peores a medida que pasa el tiempo.

El ejercicio regular y razonable durante todo el embarazo (como un paseo diario a paso ligero, puede impedir la preeclampsia al promover la buena circulación y reducir la retención de líquidos. Si aparecen los síntomas de la preeclampsia, se podrá recetar descanso en cama para mantenerlos bajo control. No se acueste de espaldas. Lo que más ayuda el flujo de la sangre hacia los riñones es acostarse sobre el costado izquierdo. También, trate de descansar con los pies en alto. Una almohada o dos debajo del colchón a los pies de su cama pueden elevarle los pies mientras duerme y ayudarla. Observe que las precauciones y sugerencias de dar un paseo a paso ligero y de descansar sobre su lado izquierdo con los pies en alto no son contradictorias. El descanso es esencial, y el paseo ayudará a promover una mejor circulación. Su partero le comentará la mejor combinación de descanso y actividad según su situación.

Aunque no se conoce bien la causa exacta de la preeclampsia, parece ser que en algunos casos está relacionado con la mala nutrición. Asegúrese de que su dieta contiene las sustancias nutritivas que necesita, especialmente proteína y vitaminas B suficientes. Beba mucha agua durante el día. Aunque en una ocasión se pensó que suprimiendo la sal se evitaba la toxemia, ahora se sabe que esto no es cierto. Usted puede usar sal con moderación (véanse las páginas 60 y 72).

Uno de los problemas que presenta el control de la preeclampsia es que la mujer siente poca o ninguna molestia durante las primeras etapas de la enfermedad. Puede que no le preste atención a las advertencias de su partero hasta que sea demasiado tarde. La preeclampsia reduce la corriente sanguínea a la placenta y esto hace que el bebé sufra. Los bebés de madres con toxemia son pequeños en relación al tiempo del embarazo. Tienen mayor probabilidad de nacer muertos. Una mujer que padezca toxemia grave, está en peligro de sufrir convulsiones (eclampsia) que podrían ser mortales para ella o para su bebé.

Si su partero le dice que usted está desarrollando síntomas de preeclampsia, es importante que le preste atención aunque se sienta bien. Si los problemas de la preeclampsia no se pueden controlar, se puede indicar la hospitalización.

PREP

Un prep es el rasurado de la zona púbica o perineal o sólo del perineo (miniprep). El *"prepping"* (en inglés) de una mujer a punto de dar a luz ha sido una rutina ampliamente practicada en los hospitales durante décadas. El propósito de este procedimiento es reducir el riesgo de infección. Sin embargo, diversos estudios han demostrado que la tasa de infección es menor entre las mujeres que *no* han sido rasuradas. Probablemente, esto se debe a que al rasurar se puede raspar la piel, dejando aberturas por donde pueden penetrar las bacterias. Si una mujer tiene pelo muy largo en el perineo, se recomienda usar unas pinzas especiales como alternativa al prep.

Algunos parteros todavía ordenan el prep, pero la mayoría ya no lo hace. Actualmente, el prep es un procedimiento que muchas mujeres rechazan. Dígale con anticipación a su partero lo que usted desea.

PREPARACIÓN PARA AMAMANTAR

Si usted planea amamantar a su bebé, es útil tener en cuenta lo siguiente durante el embarazo. Estas medidas pueden ayudarla a impedir que le duelan los pezones cuando comience a criar al bebé.

- Frótese los pezones suavemente con una toalla de felpa al menos dos veces al día.
- Lave sus pezones con agua y poco o ningún jabón.
- Tome cada pezón entre los dedos y tire de él suavemente, haciéndolo girar, durante un minuto, dos veces al día. Puede usar crema o aceite si lo desea.
- No use sostén o use un sostén de amamantar con las aletas bajadas durante un tiempo cada día. Esto expone los pezones al contacto con el aire y con la suave fricción de su ropa.

Si tiene pezones planos o invertidos (vueltos hacia adentro), estos pasos pueden ser más difíciles para usted, pero todavía pueden hacerse. Puede usar protectores especiales de los senos para ayudarla a extender los pezones si están invertidos. Si necesita ayuda, pregúntele a su partero.

Una excelente fuente de ayuda para las madres que desean amamantar a sus bebés es La Leche League International, 9616 Minneapolis Avenue, Franklin Park, IL 60131. El teléfono es (708) 445-7730 y el número gratuito es (800) LA LECHE, allí le responderán voluntarias o una grabación que le indicará dónde obtener ayuda en caso de emergencia o en cualquier momento. Su partero podrá informarle cómo ponerse en contacto con las voluntarias de La Leche League en su comunidad.

CLASES DE PREPARACIÓN PARA EL PARTO	
FECHA	MAESTRO/A — TEMA

PREPARACIÓN PARA EL PARTO _____

Si es posible, usted y su compañero deben planear asistir a clases de preparación para el parto. La mayoría de las futuras madres comienzan las clases en el séptimo mes, aunque es buena idea comenzar antes. En el consultorio de su partero le indicarán dónde puede asistir a esas clases cerca de su vecindario.

Los principales métodos de preparación para el parto entre los cuales puede escoger, son: el método de parto natural de Dick-Read; el "parto ayudado por el esposo" de Bradley; el método Lamaze; y la técnica de "toque-relajamiento" de Kitzinger. Algunos educadores de parto ofrecen un medio ecléctico que combina aspectos de varios métodos.

El método Dick-Read ("parto sin temor") fue el precursor del parto natural en los Estados Unidos, y se presentó cuando la norma eran los partos con medicamentos y no se permitía la presencia del padre en la sala de partos. Antiguamente, el método Dick-Read dependía del personal médico (doctor/partero/enfermera) para dar apoyo emocional a la mujer durante el parto. Ahora, sin embargo, de acuerdo con las nuevas tendencias, se considera al compañero como miembro importante del equipo durante todo el embarazo y el proceso del parto.

El método Lamaze, basado en el reflejo condicionado de Pavlov, adiestra a la mujer a reaccionar al estímulo de una contracción con la respuesta condicionada del relajamiento, más bien que con la respuesta instintiva de la tensión, el miedo y el dolor. Un compañero—ya sea el padre del bebé o alguna otra persona con quien la madre se sienta a gusto—actúa como ayudante en el parto.

El método de Bradley pone énfasis en un parto "natural" y sin medicamentos. El padre del niño desempeña un papel importante durante el embarazo, así como en el nacimiento del bebé. Algunas de las técnicas utilizadas en el método Bradley se tomaron de observaciones de la conducta instintiva de los animales durante el parto.

El método Kitzinger de preparación para el parto, que es muy popular en Inglaterra, pone énfasis en los aspectos emocional y psicológicos del parto, así como en las técnicas de relajamiento y aprestamiento corporal.

Naturalmente, el tipo de clases a las que asista dependerá de lo que sea conveniente o esté disponible para sus necesidades, así como del método que usted prefiera. Aunque usted escoja un parto sin preparación y con medicamentos, se recomienda que tome clases. La información obtenida la ayudará a participar en el nacimiento del bebé de la manera más conveniente para los dos.

En las clases de preparación, aprenderá acerca del parto y del nacimiento que la ayudarán a hacerle frente. Aprenderá a trabajar con su cuerpo, usando técnicas especiales de relajamiento, de respiración controlada y de pujar. Su compañero aprenderá a ayudarla. Si su compañero no puede o no quiere asistir a las clases, sigue siendo una buena idea que usted asista. Lo que aprenda la ayudará a trabajar con las enfermeras y el partero durante el parto.

No evite las clases por temor a fracasar. Por mucho que se prepare, nada garantiza que su parto se desarrollará normalmente. La asistencia a las clases no la compromete a hacer las cosas de una manera en particular llegado el momento. El objetivo de las clases es la participación significativa, así como la actuación. Lo que aprenda, aumentará su posibilidad de elegir.

PRESENTACIÓN DE TRASERO ⸺⸺⸺⸺

Más del 95% de los bebés nacen con la cabeza hacia adelante. Sin embargo, ocasionalmente el bebé está volteado de modo que las nalgas u otra parte del cuerpo está más cerca del cerviz. Esto se llama presentación de trasero ("*Breech presentation*," en inglés). A veces, un bebé que está en posición de trasero asume naturalmente la posición correcta antes del parto. A veces, el partero puede voltear al bebé antes del parto. Aunque es posible que el bebé nazca en otra posición que no sea con la cabeza adelante, muchas presentaciones de trasero requieren una cesárea. Si es necesario, su partero tratará con usted este asunto. No deje de preguntarle si tiene preguntas o preocupaciones.

PRUEBA DE AUSENCIA DE TENSIÓN ⸺⸺⸺⸺

La prueba de ausencia de tensión, que mide el ritmo cardíaco del feto en relación con el movimiento del feto, se usa para obtener información acerca del bienestar del bebé. En una prueba de ausencia de tensión, se utiliza un monitor cardíaco fetal para medir el ritmo cardíaco del bebé durante un período de tiempo. Tal vez durante media hora o más. Durante ese tiempo, se le pedirá que indique cada vez que sienta que el bebé se mueve o una asistente anotará y llevará cuenta de los movimientos del bebé. Se observa la variabilidad en el ritmo cardíaco fetal a medida que el bebé se mueve. Típicamente, el ritmo cardíaco aumenta en esos momentos.

Ocasionalmente, un feto no se moverá mientras se administra la prueba de ausencia de tensión. Aunque esto puede sugerir la presencia de un problema, también es posible que el bebé esté sencillamente durmiendo. Si usted toma una prueba de ausencia de tensión y parece que su bebé duerme durante ella, su partero puede usar la alarma de un despertador. A veces, el feto despierta si la mamá come o toma algo.

Si los resultados de la prueba de ausencia de tensión indican la posibilidad de un problema, probablemente se repetirá la prueba y se podrán usar otras pruebas de diagnóstico (véase Perfil biofísico, página 114). En ciertos casos de elevado riesgo, los resultados de una prueba de ausencia de tensión pueden indicar la necesidad de inducir el parto.

PRUEBA DE FETOPROTEÍNA ALFA ⎯⎯⎯⎯⎯⎯

La fetoproteína alfa (*AFP*, en inglés) es una sustancia producida por el hígado del feto, atraviesa la placenta y llega a la corriente sanguínea de la madre, por lo que un análisis de su sangre la puede medir. La medida de la AFP se puede usar para la detección prenatal de los defectos del tubo neural (defectos de nacimiento tales como la espina bífida o la anencefalia). Esta prueba se lleva a cabo, generalmente, mediante una muestra de sangre que se toma entre las semanas quince y veinte del embarazo. Si el nivel de AFP está fuera de los límites que se sabe están relacionados con el desarrollo normal, se debe repetir la prueba. En caso necesario, se recomendarán procedimientos de diagnóstico adicionales, tales como el ultrasonido (véase la página 125) o la amniocentesis (véase la página 86).

La causa de un nivel anormalmente elevado de fetoproteína alfa puede deberse a un defecto del tubo neural como espina bífida (espina dorsal abierta) o a la anencefalia (carencia de cerebro). Los niveles elevados de fetoproteína alfa se encuentran también en las madres que tienen embarazo de gemelos y a veces en los casos de aborto inminente. Un nivel muy bajo de fetoproteína alfa puede indicar la posibilidad del síndrome de Down.

Si, debido a otros factores de riesgo tales como la edad o antecedentes de familia, una mujer elige que se lleve a cabo la amniocentesis, el nivel de fetoproteína alfa se puede analizar en el fluido amniótico. En tales casos, no será necesario hacer una prueba de la sangre para observar la fetoproteína alfa.

PRUEBA DE TENSIÓN A LAS CONTRACCIONES

La prueba de tensión a las contracciones se puede usar en un embarazo tardío de elevado riesgo, como una de las medidas para evaluar el funcionamiento de la placenta y el bienestar del feto. En una prueba de tensión a las contrcciones (llamada, a menudo, la prueba de desafío a la oxitocina u *OCT*, en inglés), se inducen las contracciones del útero y se usa un monitor cardíaco para registrar la reacción del feto a estas contracciones. Se puede administrar el medicamento oxitocina de manera intravenosa, en muy bajas dosis, para estimular las contracciones en este tipo de prueba. Una alternativa en el método de inducir las contracciones para la prueba requiere que la mujer frote uno o ambos pezones. Las contracciones que se producen de esta manera son leves y relativamente indoloras. Raramente continúan durante más de una o hora más o menos después que ya no se administra estímulo.

La prueba de la tensión a las contracciones se puede usar en los casos en que se sospecha que el bebé se ha pasado de tiempo o para ayudar a tomar una decisión cuando existen factores de riesgo tales como la diabetes, la preeclampsia (toxemia), la hipertensión o un bebé demasiado pequeño para su edad. Los resultados de la prueba de tensión pueden indicar que el embarazo puede continuar. En caso contrario, los resultados ayudarán al partero a decidir si se debe inducir el parto o realizar una cesárea.

RAYOS X

Mientras esté embarazada, debe evitar las radiografías. Los rayos de rutina, como los empleados para trabajos dentales, deben aplazarse para después de que nazca el bebé. Si una emergencia o estado médico no relacionado con su embarazo requiere que le tomen radiografías, es importante que el doctor que la atienda y el personal de radiología sepan que usted está embarazada, a fin de que tomen las precauciones apropiadas al administrar el procedimiento. Antes de permitir que se tomen radiografías en circunstancias que no sean una emergencia en la cual su vida peligre, mientras está embarazada, es mejor que usted obtenga una segunda opinión.

RUBEOLA

La mujer que contrae rubeola (sarampión alemán) durante los primeros tres meses del embarazo tiene perspectivas del 50% de tener un bebé con problemas graves, tales como daños al cerebro, ceguera, sordera o defectos cardíacos y circulatorios. La infección prenatal con rubeola puede producir también que el niño sufra demoras en la adquisición del lenguaje o problemas en el desarrollo motor y problemas de aprendizaje. Mientras más temprano en el embarazo ocurre la infección con rubeola, mayor es el riesgo de que se presenten múltiples defectos graves.

En su visita prenatal inicial a su partero, probablemente se analizó su sangre para conocer su nivel de inmunidad a la rubeola. Si nunca ha tenido rubeola y no es inmune a ella, tenga mucho cuidado y no se acerque a quien padezca esa enfermedad. Afortunadamente, como cada vez más niños en edad preescolar son inmunizados rutinariamente, hoy en día hay menos rubeola. Sin embargo, hay que ser precavida. Si usted cree que ha quedado expuesta al contagio de la rubeola (o a cualquier otra enfermedad contagiosa), consulte a su partero.

SAUNAS Y TINAS CALIENTES _____

La exposición al calor extremo durante los primeros meses del embarazo puede aumentar el riesgo de tener un bebé con defectos del tubo neural. Debido a esto, las mujeres embarazadas no deben usar las saunas, las tinas calientes, los baños de vapor ni los salones para broncear la piel. Incluso cuando esté tomando su baño habitual en la tina o bañadera, la temperatura del agua no debe ser mas de 38°C (100°F). Especialmente durante los primeros tres meses, sumergirse en el agua muy caliente o estar expuesta a una fuente de calor seco fuerte (tal como el de una sauna o salón para broncear la piel) puede causar daños al feto.

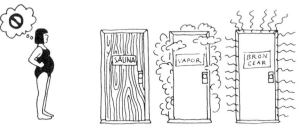

No sienta pánico ni culpabilidad si usó la sauna o la tina caliente antes de saber que estaba embarazada o antes de enterarse que podría ser dañino. Aunque el riesgo de daño al feto pueda haber aumentado debido a ello, todavía no es suficiente como para que se preocupe. Y, ahora que lo sabe, puede evitar los baños calientes y las saunas durante el resto del embarazo. Se puede recomendar que se haga una prueba de fetoproteína alfa (véase la página 119). Lo más probable es que los resultados la hagan sentir mejor.

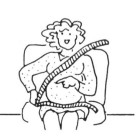

SEGURIDAD EN EL AUTOMÓVIL _____

Estar embarazada no es razón para dejar de manejar su automóvil, mientras se sienta capaz y pueda llegar a los pedales. Ya sea que usted conduzca o que sea la pasajera, no debe permanecer sentada mucho tiempo. Detenga el automóvil cada hora más o menos y camine unos minutos para estimular la circulación.

Cuando esté embarazada, lo mismo que cuando no lo esté, usar un cinturón de seguridad aumenta grandemente sus posibilidades de evitar lesiones graves y aun la muerte en caso de un accidente. La mujer embarazada debe asegurarse el cinturón de seguridad de modo que la parte de éste que pasa por el regazo quede a través de la parte superior de los muslos y bajo el prominente abdomen. La parte superior del cinturón queda mejor entre los senos. Aunque el vehículo tenga bolsas de aire, es necesario usar los dos cinturones para estar más segura.

En caso de que se sienta tentada a valerse de su embarazo como excusa para no usar los cinturones de seguridad, tiene que considerar esto:

- La creencia común de que los cinturones de seguridad pueden perjudicar a un bebé nonato, no es verdad. Un cinturón de seguridad puesto correctamente no aumenta las posibilidades de daño al feto en un choque menor.
- No se preocupe porque el cinturón de seguridad del hombro le pueda lesionar los senos. Aun en caso de choque, los senos no sufren daños graves porque queden presionados temporalmente por el cinturón de seguridad.
- La mayoría de los accidentes automovilísticos ocurren a unos 40 km (25 millas) del hogar. Usted y su bebé nonato necesitan la protección del sistema de seguridad, aún en esos viajes cortos al mercado o al consultorio del partero.
- Una causa principal de muerte de niños nonatos en un accidente automovilístico es la muerte de la madre. El uso de un sistema de seguridad apropiado puede salvar su vida y, por consiguiente, la de su bebé.

Antes de que nazca el bebé, usted debe obtener una silla de seguridad si lo va a transportar en automóvil. Comenzando con el viaje al hogar desde el lugar donde nació, asegúrese de colocarlo en una silla de seguridad *cada vez* que viajen en automóvil.

SIDA

El SIDA (Síndrome de Inmuno Deficiencia Adquirida) es un conjunto de trastornos que sufren las personas infectadas por el virus de inmunodeficiencia humana (VIH, en inglés: *HIV*), el cual destruye el sistema de inmunidad de sus víctimas. El SIDA no es, como antes se creía, un mal confinado principalmente a las personas adictas a las drogas intravenosas y a los homosexuales masculinos. Se puede transmitir a través del contacto heterosexual, y la incidencia de esta enfermedad se está volviendo cada vez mayor entre la población en general.

El VIH es una enfermedad que se transmite sexualmente y puede ser adquirida a través de las relaciones sexuales orales, vaginales o anales, cuando los fluidos del cuerpo (tales como la sangre, el semen, las secreciones vaginales o la saliva) de una persona infectada entran en la corriente sanguínea de su compañera o compañero. Las agujas y jeringuillas infectadas también pueden transmitir el VIH, lo cual coloca a los adictos a drogas intravenosas en un riesgo muy elevado.

Se cree que el virus de inmunodeficiencia humana no es contagioso por medio del contacto casual; su transmisión parece requerir cierto intercambio de fluidos corporales. Si uno de los padres tiene SIDA o transmite la enfermedad (o sea, es positivo al VIH), el niño puede estar en riesgo. Existe evidencia de que el segundo embarazo de una madre con VIH o que tenga SIDA puede ser más peligroso que el primer embarazo, tanto para la madre como para el bebé.

Actualmente no se saben muchas cosas acerca del VIH y del SIDA. La investigación más reciente indica que más o menos la mitad de los bebés infectados con VIH contrajeron la enfermedad en el vientre de sus madres, mientras que la otra mitad contrajo la infección durante el parto. Hoy en día se estudia la posibilidad de tomar precauciones especiales durante el parto de madres con VIH. Ciertos procedimientos permiten que los recién nacidos sean sometidos a pruebas de una manera que permita descubrir si los anticuerpos en su corriente sanguínea son el resultado de la enfermedad de la mamá o son una indicación de que el bebé es positivo al VIH.

Si sospecha que el virus del SIDA pueda ser un problema para usted o para su compañero, consulte con su partero para obtener la información más reciente acerca de cómo detectar la enfermedad y hacerle frente, si es necesario.

SÍNDROME DE DOWN

El síndrome de Down es una anormalidad de los cromosomas que causa el retraso mental y la malformación física. El síndrome de Down, también conocido como Trisomía 21 porque es causado por la presencia de un cromosoma extra de esta clase, ocurre aproximadamente en 1 de 750 nacimientos, pero las probabilidades de tener un niño con este problema aumentan según la edad de la madre.

Por ejemplo, a los treinta y cinco años, las probabilidades de tener un bebé con el síndrome de Down son de 1 en 365, mientras que a los cuarenta y cinco, la probabilidad se eleva a 1 en 40.

La opción de la amniocentesis (véase la página 86), que puede detectar defectos de nacimiento tales como el síndrome de Down, se ofrece rutinariamente a las mujeres mayores de treinta y cinco años. En algunos centros médicos, se dispone del muestreo de la vellosidad coriónica (véase la página 105) como alternativa para la amniocentesis. Si una mujer no desea dar por terminado el embarazo en ninguna circunstancia, se deberá tener en cuenta cuidadosamente si se deben efectuar tales pruebas o no. (Véase también Asesoramiento genético, página 88.)

SUSTANCIAS TÓXICAS

Usted debe evitar el contacto innecesario con las sustancias tóxicas en su ambiente en todo momento, pero es especialmente importante evitarlo durante el embarazo. Podría sorprenderle saber que algunos de los productos que usted usa rutinariamente son potencialmente peligrosos. Lea las etiquetas con cuidado. Si contienen una advertencia acerca de cómo evitar contacto con los ojos o con la piel, use el producto con mucho cuidado, si es que lo usa. Si la etiqueta indica que debe usar el producto sólo en un ambiente bien ventilado, probablemente sería mejor que no lo usara.

- Use los productos de limpieza (especialmente los que producen gases o humo) sólo en zonas bien ventiladas. No los inhale. Evite la exposición innecesaria a las sustancias químicas, tales como rociadores para eliminar el polvo y limpiadores de azulejos o losetas del baño. Pruebe productos alternos no tóxicos para limpiar, tales como vinagre blanco y bicarbonato de soda (*baking soda*, en inglés) jugo de limón, sal, bórax o agua mineral.
- Evite el uso de envases con aerosol siempre que pueda, y nunca use un aerosol en un espacio que no esté bien ventilado. Si usted examina los productos con cuidado, probablemente encontrará que la mayor parte de los productos que compraría en un envase rociador vienen también en envase sin aerosol.
- Reduzca al mínimo su contacto con los insecticidas, pesticidas, matahierbas y sustancias similares en su hogar o en su jardín. Si usted cree que debe matar o controlar estas plagas con productos químicos, es mejor que otra persona lo haga en su lugar.

- Aunque esté ansiosa por terminar de pintar los muebles del bebé o las paredes de su cuarto, no use solventes ni removedores de pintura mientras está embarazada. Si usted insiste en usar tales sustancias a pesar del riesgo que esto significa, elija los más volátiles que encuentre y asegúrese de trabajar en un lugar bien ventilado. Las pinturas con base de latex son más seguras que las que tienen base de aceite. Lo más seguro es dejar que otra persona pinte y que usted esté en otro lugar.
- Tenga cuidado con objetos personales tales como cosméticos, soluciones para hacer permanente para el pelo y tintes para el pelo. Lea cuidadosamente la lista de ingredientes. No use los productos que contengan plomo, mercurio o arsénico. (Véanse también: Peligros en el hogar, páginas 111–13, y Peligros en el empleo, páginas 108–11.)

TABACO

Fumar durante el embarazo puede ser muy dañino para su bebé por nacer y también para usted y los que la rodean. Estudios recientes indican que el peligro de fumar no es sólo para los que fuman. Fumar de manera pasiva—o sea, respirar el aire que contiene el humo de otros que fuman—puede causarle daño a usted y a su bebé de la misma manera que si usted misma fumara.

> **ADVERTENCIA: El Cirujano General ha determinado que el humo del tabaco es dañino para su salud. Fumar durante el embarazo puede causarle daño al feto.**

El humo del tabaco introduce monóxido de carbono, nicotina y alquitrán en su corriente sanguínea. Esto reduce la disponibilidad de oxígeno para su bebé y reduce la capacidad de la placenta para dejar pasar las sustancias nutritivas y deshacerse de lo sobrante. El cuerpo de una persona que fuma tiene menos capacidad de aprovechar las sustancias nutritivas tales como el ácido fólico, las vitaminas B_1, B_6, B_{12} y C y el calcio, así que de esta manera el bebé también recibe menos.

La mujer embarazada que fuma aumenta su riesgo de placenta previa (colocación anormal de la placenta en el útero) y otras anormalidades de la placenta. El bebé de una madre que fuma es probablemente más pequeño y está menos desarrollado al nacimiento que el bebé de una madre que no fuma. Las madres que fuman tienden a tener abortos, partos prematuros y mortinatos con más frecuencia que las mujeres que no fuman. Las fumadoras pueden tener mayor riesgo de complicaciones durante el parto, incluyendo la necesidad de una cesárea.

Los bebés de las fumadoras son más vulnerables a los problemas respiratorios y a las enfermedades de la primera infancia y tienen mayor probabilidad de morir en la infancia. Si uno o ambos padres fuman, el riesgo de muerte en la cuna o síndrome de muerte infantil repentina (*SIDS*, en inglés) es mayor de lo que sería si no se fumara en ese hogar.

El tabaco—ya sea el que usted o los que la rodean fume—no es bueno para usted ni para su bebé. Si usted o su compañero no pueden dejar de fumar por su propio bien, tal vez el bienestar de su bebé por nacer sea el incentivo que necesiten para decidirse.

TAMPONES

La mayoría de las mujeres encuentran que una mini-toalla brinda suficiente protección del flujo vaginal común experimentado durante el embarazo. Si no encuentra una toalla cómoda y estima que debe usar un tampón, consulte a su partero. A quienes usen tampón, embarazadas o no, les sugerimos lo siguiente:

1. No use tampones que tengan perfume o desodorante.
2. No use tampones que hayan sido tratados químicamente para aumentar la absorbencia.
3. Tenga cuidado y no se corte o arañe con el aplicador del tampón porque esto podría abrirle paso a las bacterias.
4. Cambie con frecuencia el tampón, y asegúrese de tener las manos limpias antes de hacerlo. No debe dejar un tampón puesto durante más de cuatro horas.

TOXEMIA DEL EMBARAZO (VÉASE PREECLAMPSIA)

TOXOPLASMOSIS

La toxoplasmosis es una enfermedad causada por protozoarios que se parece a la gripe. En los adultos, la enfermedad es tan leve a menudo que, de hecho, pasa inadvertida, pero puede ser extremadamente dañina—incluso fatal—para un feto. Cuando la contrae una mujer embarazada, la toxoplasmosis puede causar grave daño al cerebro o al hígado del niño nonato. Otro efecto que puede tener la toxoplasmosis en un feto es dañar la retina del ojo, lo que provoca grave disminución de la visión o ceguera. Estas lesiones visuales se pueden producir de inmediato en un niño afectado o pueden no desarrollarse sino hasta años después, pero cualquier bebé que contrae toxoplasmosis en el útero corre riesgo de tener problemas de la vista.

Los gatos y la carne cruda son las dos fuentes comunes de parásitos de toxoplasmosis, el *Toxoplasma gondii*. Afortunadamente, es fácil reducir a un mínimo las posibilidades de exponerse a la enfermedad.

- Si tiene un gato del cual no pueda deshacerse en absoluto, encargue a alguien que limpie su caja de suciedad. Evite el contacto con el excremento del gato.
- Mientras esté embarazada, la carne que coma deberá estar bien cocinada. Absténgase del bistec tártaro o de las hamburguesas medio cocidas hasta después de que nazca el bebé.

ULTRASONIDO

El ultrasonido es un procedimiento de diagnóstico que usa ondas de sonido de alta frecuencia para crear imágenes del feto. El ultrasonido puede proporcionar imágenes—llamadas sonogramas o ecografías—que muestran los tejidos blandos con bastante detalle. Tiempo-real (*real-time*, en inglés) es un ultrasonido continuo que muestra movimiento y se puede ver en una pantalla de televisor. También se puede registrar en fotografía empleando una cámara Polaroid.

El sonograma o ecografía, el examen que utiliza el ultrasonido, es un procedimiento relativamente sencillo que sólo lleva típicamente unos minutos. El examinador emplea un dispositivo pequeño, manual, llamado el traductor, que se mueve de atrás para adelante sobre el abdomen de la madre. El traductor envía ondas de sonido que, a medida que rebotan del feto, crean una imagen en una pantalla.

Un tipo de ultrasonido, desarrollado recientemente, usa un traductor que se inserta en la vagina de la embarazada en lugar de ser movido externamente sobre el abdomen. El ultrasonido transvaginal proporciona imágenes del desarrollo fetal en sus primeras etapas que de otra manera no se podrían obtener con el ultrasonido tradicional. Por lo tanto, es especialmente útil al comienzo del embarazo.

Existen diversos motivos para usar el ultrasonido. Se puede usar para determinar la edad y el tamaño del feto, y se puede ordenar uno a mitad del embarazo si existe alguna duda acerca de la fecha del parto. El ultrasonido puede mostrar la ubicación de la placenta, la presencia de ciertas anormalidades y de múltiples fetos. En algunos casos, también puede indicar el sexo del feto.

Si usted se ha hecho una amniocentesis, el ultrasonido se usará para localizar el lugar exacto en que están el feto y la placenta, para permitirle al examinador saber exactamente dónde insertar la aguja para extraer fluido amniótico.

El ultrasonido es un procedimiento útil de diagnóstico que deberá utilizarse cuando se necesite obtener la información o sea útil para obtener el bienestar del feto o de usted. No existen efectos secundarios dañinos conocidos. El efecto a largo plazo del ultrasonido, si es que lo hay, no ha sido estudiado y se desconoce por ahora. Por lo tanto, puede ser conveniente evitar el uso del ultrasonido de manera rutinaria o innecesaria. Si su partero sugiere uno, siéntase en confianza de preguntarle cuáles son sus indicaciones o la interpretación de los resultados.

UNIÓN

La unión o enlace es el desarrollo de la relación entre dos personas. La unión entre la mamá y el bebé, entre el padre y el bebé o entre el bebé y sus hermanos o hermanas o con otros miembros de la familia, es un proceso; no es algo que pasa o deja de pasar en un momento. Para la mamá y el bebé, el proceso de la unión comenzó mucho antes del parto. El bebé, que puede oír mientras está en el útero, conoce la voz de la mamá e instintivamente se vuelve hacia ella al nacer. Un recién nacido también reconoce la voz del padre o de otras personas que oiga antes de nacer.

El momento inmediato después del parto es muy valioso para el desarrollo de la unión. Este es el momento en el cual la madre, el padre y el bebé pueden establecer y disfrutar su unión familiar. Los recién nacidos están mucho más conscientes de lo que ocurre a su alrededor. No sólo puede el recién nacido reconocer y responder a voces familiares, sino que puede distinguir formas hasta a unos 12 cm de distancia, siendo posible que mire cara a cara a sus padres desde muy temprano.

El contacto epidérmico entre los padres y el bebé proporciona calor y seguridad. Si es posible, el bebé debe ser colocado sobre el abdomen de la madre antes de vestirlo o envolverlo inmediatamente después del nacimiento. Si la madre planea amamantarlo, se le debe poner el bebé al pecho lo más pronto posible.

¿Cómo se puede preparar usted para que se forme la unión? Comente con el partero que usted desea tener algunos momentos tranquila, sin intervención del personal médico, apenas nazca su bebé. El personal de algunos centros médicos no sólo permite sino que alienta las prácticas que promueven la unión desde el principio. El uso de medicamento en los ojos del bebé para impedir infecciones puede, por ejemplo, ser demorado una hora o más para permitirles a los padres y al bebé el contacto cara a cara. También pueden esperar el pesar, medir, lavar, envolver o administrar otros procedimientos al bebé, dentro de la rutina del centro médico. La importancia que esto tenga para usted influirá en su selección de ambiente para el parto. Es importante que le comunique sus preferencias a su partero por adelantado.

Aunque el momento inmediato después que nace su bebé puede ser muy especial, todo no está perdido si las cosas no salen según se planearon. Si, por ejemplo, una emergencia médica impide que usted y su bebé compartan los primeros momentos después del parto, es importante recordar que el procedimiento de unión se puede reanudar con éxito en cuanto ustedes dos estén listos.

VIAJES

Usted puede viajar estando embarazada. Este estado no es razón para quedarse en casa si quiere ir a alguna parte.

No permanezca sentada durante mucho tiempo en un auto, autobús, avión o tren porque esto interfiere con su circulación sanguínea, así que es importante moverse siempre que pueda. Estire sus brazos, piernas o cuerpo de vez en cuando. Levántese y camine durante unos minutos cada hora o dos. Si está manejando, deténgase y haga ejercicio antes de reanudar el recorrido. (Véase Seguridad en el automóvil, páginas 121–2.)

Si planea viajar por avión estando embarazada, hay algunas cosas que debe tener presente.

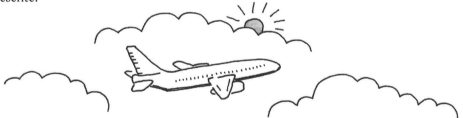

- Algún personal de seguridad de los aeropuertos permite que las pasajeras embarazadas no pasen por el aparato electrónico de seguridad y que una persona examine a esas mujeres. Pregunte.
- Sujete el cinturón de seguridad flojo a través de su falda y por debajo de su prominente abdomen.
- Un asiento junto al pasillo será más cómodo, porque usted se pondrá de pie a menudo para caminar y para usar el servicio.
- Beba y coma con moderación durante el viaje. Usted no tiene que comer ni beber porque se lo pongan delante. Algunas aerolíneas permiten que cuando usted hace su

127

reservación ordene alimentos especiales (por ejemplo, vegetariano, bajo de sal o un sándwich).
- Evite la deshidratación tomando suficiente agua.
- Mientras está sentada, trate de elevar los pies siempre que sea posible. Si coloca almohadas en la parte baja de la espalda, probablemente se sentirá más cómoda.
- Use ropa cómoda, no apretada. Sus pies y piernas pueden hincharse más de lo acostumbrado durante un vuelo largo. Si se saca los zapatos, tendrá problemas al pon dérselos cuando llegue a su destino.
- En la escasa probabilidad de que cambie de repente la presión en la cabina a elevada altitud, la mujer embarazada deberá emplear de inmediato el suministro de oxígeno.

Si usted viaja por aire cuando está embarazada, compruebe primero con la aerolínea para saber si tiene regulaciones especiales. Las reglas varían mucho de una aerolínea a otra. Algunas aerolíneas restringen los viajes durante la semana anterior al parto. Otras, durante el último mes o más antes del parto. Algunas requieren incluso un certificado médico.

Un empleado muy estricto de la aerolínea puede impedirle subir a bordo del avión si usted parece estar cerca del parto. Esto le podría pasar aunque su partero creyera que usted podía viajar. Es mejor comprobar estos detalles antes de tomar su decisión final para viajar.

A medida que se acerca la fecha del parto, no se recomiendan los viajes innecesarios a grandes distancias, porque el parto puede comenzar de repente en un lugar inconveniente.

LIBROS PARA SU INFORMACIÓN _____

A medida que usted trabaje con su partero y el instructor del parto preparado durante su embarazo, probablemente encontrará que *Mientras espera* contiene la información básica que usted necesita acerca de los temas más importantes para su salud y bienestar. Para leer algo más acerca del embarazo, el parto y la atención del recién nacido, se sugieren los siguientes títulos.

Babysense: A Practical and Supportive Guide to Baby Care
Frances Wells Burck (Nueva York: St. Martin's Press, 1991)

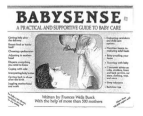

Esta guía le da confianza en el cuidado de su bebé durante su primer año, junto con sugerencias para la recuperación posparto de la mamá. Más de quinientas parejas aportaron sugerencias a este práctico libro, completamente revisado y actualizado para la década de 1990–2000.

Beyond Jennifer and Jason: An Enlightened Guide to Naming Your Baby
Linda Rosenkrantz y Pamela Redmond Satran (Nueva York: St. Martin's Press, 1990)

Categorías de nombres según estilo, imagen, sexo y tradición. El diario *Wall Street Journal* lo considera "árbitro de los nombres de moda." Interesante, pero intrascendente.

Birth Without Violence
Frederick Leboyer, M.D. (Nueva York: Knopf, 1975; rústica, Nueva York: Fawcett, 1990)

Texto bellamente escrito y buenas fotos enfocan las necesidades y sentimientos del bebé durante el proceso del nacimiento. Leboyer aboga por el nacimiento sin violencia, es bueno leerlo aunque usted no esté totalmente de acuerdo con sus ideas y métodos.

Breastfeeding and the Working Mother
Diane Mason y Diane Ingersoll (Nueva York: St. Martin's Press, 1986)

Manual completo para las madres que quieren amamantar y seguir en sus trabajos. Consejos prácticos para las madres en todo tipo de empleo; a tiempo completo, parcial, de viaje, en reuniones. También: la ropa adecuada para amamantar, el equipo y los derechos legales. Guía útil ya sea que usted planee o no trabajar fuera de la casa.

A Child Is Born
Lennart Nilsson (Nueva York: Dell, 1990)

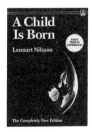

Una inusitada y valiosa (aunque costosa) adición a cualquier biblioteca familiar. Fascinantes fotos a colores de la vida prenatal que proveen información y ayudan a comunicar un sentido del misterio y la belleza de una nueva vida, desde el momento de la concepción. Esta edición completamente nueva está disponible ahora en edición rústica.

Childbirth Without Fear: The Principles and Practices of Natural Childbirth
Grantly Dick-Read (5a. ed., Nueva York: Harper and Row, 1987)

El pionero en la educación para el parto y los métodos de parto natural en los Estados Unidos. El enfoque ha evolucionado con las tendencias cambiantes y ahora involucra activamente al padre como fuente principal de apoyo emocional.

The Complete Book of Pregnancy and Childbirth
Sheila Kitzinger (ed. rev., Nueva York: Knopf, 1987)

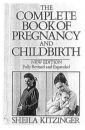

Completo, bellamente escrito e ilustrado. Edición revisada y aumentada de uno de los mejores libros que hemos vito. Ayuda a desarrollar la percepción y la comprensión del proceso del parto, para que pueda participar total y activamente en la experiencia de manera satisfactoria y alegre para usted, su compañero y su bebé.

Easing Labor Pain
Adrienne B. Lieberman (ed. rev., Boston: Harvard Common Press, 1992)

Manual de estrategias para hacerle frente al dolor del parto. Libro de apoyo que cubre una amplia gama de posibilidades—desde la acupuntura y la biorretroalimentación de datos hasta Lamaze y la intervención médica—y la ayuda a elegir su plan de parto.

Essential Exercises for the Childbearing Year
Elizabeth Noble (Boston: Houghton Mifflin, 1988)

Completa colección de ejercicios para su bienestar durante el embarazo y para una rápida recuperación posparto. Dibujos y diagrams ilustran las instrucciones específicas.

The Experience of Childbirth
Sheila Kitzinger (Nueva York: Penguin Books, 1990)

Una guía para el método Kitzinger de toque-relajación de parto preparado. Este libro trata acerca del aspecto emocional y físico del parto.

A Good Birth, A Safe Birth
Diana Korte y. Roberta Scaer (3a. ed., Boston: Harvard Common Press, 1992)

Detallada información de tendencias actuales acerca del parto y las opciones disponibles. Puede ayudarla a lograr la experiencia del parto que desea en un ambiente de hospital. Excelente bibliografía y lista de recursos.

Having a Baby: A Complete Guide for the Mother-to-Be
Eric Trimmer, M.B., B.S., M.R.C.G.P. (Nueva York: St. Martin's Press, 1981)

Diario de los nueve meses de embarazo de una mujer, ilustrado con fotos a colores y una detallada información del embarazo, el parto y la atención del bebé recién nacido, junto con sugerencias para la atención personal de salud.

The Healthy Baby Book
Carolyn Reuben (Nueva York: Jeremy P. Tarcher/Perigee Books, 1992)

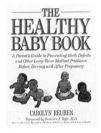

Guía para los padres, para prevenir los defectos congénitos y otros problemas médicos a largo plazo antes, durante y después del embarazo. Es una excelente fuente de recursos para hacerle frente a los posibles peligros del lugar de trabajo y el hogar en el mundo moderno, así como en su dieta, en la atención médica y en el ambiente en general.

Homeopathy for Pregnancy, Birth, and Your Baby's First Year
Miranda Castro (Nueva York: St. Martin's Press, 1993)

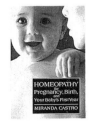

Un volumen interesante que le dará confianza al explicarle cómo usar los principios homeopáticos para su salud y bienestar durante el embarazo y cómo atender a su recién nacido. Este libro está lleno de-información útil y prácticos consejos.

Husband-Coached Childbirth
Robert A. Bradley (3a. ed., Nueva York: Harper and Row, 1981)

Describe el método de Bradley de parto preparado, enfatiza la participación del padre durante todo el embarazo y el nacimiento. Evidencia el entusiasmo de Bradley por este enfoque natural, sin remedios ni drogas, centrado en la familia.

The Nursing Mother's Companion
Kathleen Huggins, R.N., M.S. (ed. rev., Boston: Harvard Common Press, 1990)

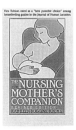

Una guía bellamente escrita y presentada de todos los aspectos de cómo amamantar a su bebé. Información útil que la respaldará y le dará seguridad.

Nurturing the Unborn Child
Thomas Verny, M.D., y Pamela Weintraub (Nueva York: Dell, 1991)

Un programa de nueve meses para comunicarse con su bebé y brindarle alivio y estímulo. Basado en la investigacíon más reciente acerca de la sicología prenatal, este fascinante libro ofrece sugerencias paso a paso para lograr la unión con su bebé por nacer.

The Parents' Guide to Raising Twins
Elizabeth Friedrich y Cherry Rowland (Nueva York: St. Martin's Press, 1984: rústica, 1990)

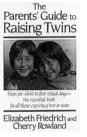

Util libro para los que sospechan o saben que van a tener más de un bebé. Las autoras, madres de gemelos, escriben en base a sus experiencias personales y a la de la investigación.

Pregnancy After 35
Carole Spearin McCauley (Nueva York: Pocket Books, 1987)

Guía para el cuidado prenatal para mujeres mayores de treinta y cinco, pero útil para otras por igual. Contiene secciones acerca del asesoramiento genético y sobre la crianza de un bebé a cargo del padre o la madre solamente.

The Pregnancy Nutrition Counter
Annette B. Natow, Ph.D., R.D. y Jo-Ann Heslin, M.A., R.D. (Nueva York: Pocket Books, 1992)

Libro con más de 150 páginas de gráficas que proveen datos acerca de la nutrición que brinda prácticamente cualquier cosa que usted quiera comer, de la A (abalón) a la Z (zucchini o calabacitas).

The Premature Baby Book: A Parents' Guide to Coping and Caring in the First Years
Helen Harrison con Ann Kositsky, R.N. (Nueva York: St. Martin's Press, 1983)

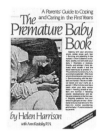

Un caudal de información médica práctica y de apoyo para los padres de bebés prematuros. Si su espera termina antes de lo esperado, necesita este libro.

Preparation for Childbirth: A Lamaze Guide
Donna y Roger Ewy (Nueva York: New American Library, 1982)

Detalladas instrucciones para ejercicios de respiración, relajamiento y acondicionamiento muscular en preparación para el parto. Incluye instrucciones claras para la madre y la persona que la ayude durante el parto.

Talk and Toddle: A Commonsense Guide for the First Three Years
Anne Marie Mueser, Ed.D., y Lynn M. Liptay, M.D. (Nueva York: St. Martin's Press, 1983)

Dentro de poco, su bebé estará en movimiento y comenzará a caminar. Este libro la ayuda a hacerle frente a esos interesantes primeros años de intensa actividad. Los temas están en orden alfabético.

Twins, Triplets and More
Elizabeth M. Bryan, M.D. (Nueva York: St. Martin's Press, 1992)

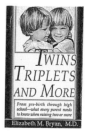

Un volumen lleno de sentido común que le ofrece seguridad e información acerca de los gemelos, triples y más, a partir del nacimiento hasta terminar la escuela secundaria. Este compacto volumen presenta las principales y extraordinarias preocupaciones que rodean a los padres que tienen varios bebés en un parto.

Welcome Baby: A Guide to the First Six Weeks
Anne Marie Mueser, Ed.D., y George E. Verrilli, M.D. (Nueva York: St. Martin's Press, 1982)

Numerosas sugerencias útiles para los ocupados días y semanas después de la llegada de su nuevo bebé. Este volumen acompaña a *Mientras espera* y está presentado en un formato similarmente fácil de leer.

While Waiting
George E. Verrilli, M.D., y Anne Marie Mueser, Ed.D. (Nueva York: St. Martin's Press, 1993)

La edición completa de *mientras espera*, en inglés, para los que desean obtener la información que necesitan acerca del embarazo y los temas relacionados con él.

Yoga for Pregnancy: Safe and Gentle Stretches
Sandra Jordan (Nueva York: St. Martin's Press, 1987; rústica, 1988)

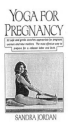

Fotografías y concisas descripciones proveen instrucciones para noventa y dos maneras suaves y cómodas de estirarse las embarazadas y las que acaban de dar a luz. Esta guía la puede ayudar a lograr armonía de mente y corazón mientras usted se prepara para tener un parto relajado.

SECCIÓN CINCO

PARTO Y NACIMIENTO

PARTO ADELANTADO

¿Cuáles son las señales de advertencia?
¿Qué hacer si el parto comienza demasiado
   pronto?

SU CUERPO SE PREPARA

SÍNTOMAS DE PARTO

Contracciones
Rotura de la bolsa de agua
Muestra

CUANDO EL BEBÉ SE PASA DE TIEMPO

¿Cuánto tiempo es demasiado tiempo?
¿Qué se puede hacer?

LA ESPERA HA TERMINADO

¿Cuándo deberá llamar al partero?
¿Qué debe llevar?
¿Cómo inscribirse?
¿Qué pasa luego?

GUÍA PARA EL PARTO Y EL NACIMIENTO

Primera etapa del parto
   0 a 2–3 cm de dilatación
   3–4 cm de dilatación
   5–8 cm de dilatación
   8–10 cm de dilatación (transición)
   A medida que termina la transición
Segunda etapa del parto
   Pujar y expulsar
   Desde la aparición de la cabeza
   hasta el nacimiento
Tercera etapa del parto
   Expulsión de la placenta

CUIDADO DEL BEBÉ (SALA DE PARTO)

PROCEDIMIENTOS MÉDICOS ADICIONALES

CUIDADO DEL BEBÉ (GUARDERÍA)

CIRCUNCISIÓN

EL NOMBRE DEL BEBÉ

SU CUIDADO DESPUÉS DEL PARTO

ESTADÍA EN EL HOSPITAL

PARTO ADELANTADO

¿CUÁLES SON LAS SEÑALES DE ADVERTENCIA DEL PARTO ADELANTADO?

Para algunas mujeres, el dolor de espalda e incomodidad pélvica pueden ser advertencias normales del embarazo. Sin embargo, la presión persistente o rítmica en la pelvis o en la parte baja de la espalda, especialmente si se siente diferente de lo que había experimentado hasta el presente puede ser una señal de advertencia. Los calambres—ya sean como los que siente durante el período menstrual o calambres intestinales con o sin diarrea—pueden ser una señal de complicación. El aumento o cambio en el flujo vaginal, especialmente si es claro o acuoso o si está manchado de sangre, debe comunicarse al partero inmediatamente.

¿QUÉ HACER SI EL PARTO COMIENZA DEMASIADO PRONTO?

Llame al partero inmediatamente si cree que experimenta indicios de parto antes de lo que cree que debería ser. Esté alerta a las señales de complicaciones en el embarazo, y no tema llamar si cree que algo no marcha bien. Si se ha adelantado el parto verdaderamente, es importante recibir atención médica sin demora. Si se ha equivocado, la llamada telefónica adicional no causará daño.

Una vez que el parto se ha adelantado, tal vez no sea posible detener el proceso. Pero, pueden tomarse medidas—incluso el uso de uno o más medicamentos para detener el parto—que pueden ser efectivos si se emplean con tiempo suficiente. Si se contiene el parto adelantado, se ordenará descanso en cama y completo relajamiento para demorar lo más posible la recurrencia del parto. Si puede detenerse el parto, podría administrarse un medicamente para acelerar el desarrollo de los pulmones del bebé.

Si se le adelanta el parto, pueden enviarla a un hospital cercano con instalaciones para la atención neonatal, aunque no sea el lugar donde usted había planeado dar a luz. Si no se puede detener el parto adelantado, es importante que su bebé prematuro esté en una instalación equipada para proporcionarle atención especial. A veces, un bebé de alto riesgo es transferido por ambulancia o helicóptero a una instalación de atención especial después del nacimiento.

✋ IMPORTANTE

Cualquiera de los siguientes indicios pueden indicar que se le puede haber adelantado el parto y el nacimiento. Llame a su partero inmediatamente y prepárese para ir al hospital si es preciso.

- Dolor persistente o rítmico en la parte baja de la espalda, que se siente diferente de lo que usted acostumbra a sentir en su embarazo
- Calambres parecidos a los de la menstruación
- Calambres intestinales con o sin diarrea
- Presión pélvica o contracción rítmica que se siente diferente de la que usted acostumbra sentir en ese embarazo
- Pérdida de agua o de flujo de la vagina
- Sangrado vaginal

SU CUERPO SE PREPARA

A medida que su bebé entra al canal del nacimiento, el cuello de su útero (cerviz) se adelgaza (borrado) y abre (dilatación). Este proceso de borrado y dilatación puede comenzar antes del parto. En cada una de sus consultas médicas en el último mes del embarazo, el partero puede hacer un examen interno para verificar el borrado y la dilatación del cerviz, así como el descenso (estación) de la parte que primero presenta su bebé. La cantidad de borrado se informa en porcentaje. Por ejemplo, un cerviz que se haya adelgazado en sus tres cuartas partes se dice que se ha borrado en un 75 por ciento. La dilatación se mide en centímetros o dedos. Un dedo es igual, aproximadamente, a 2 centímetros.

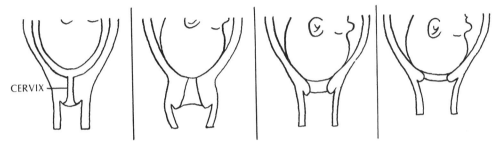

Durante la primera etapa del parto (véanse las páginas 142–6), el cerviz se borra totalmente y se dilata alrededor de 10 cm (cinco dedos) de modo que la cabeza del bebé pueda pasar por allí. La primera etapa del parto termina cuando el cerviz se ha borrado y dilatado totalmente.

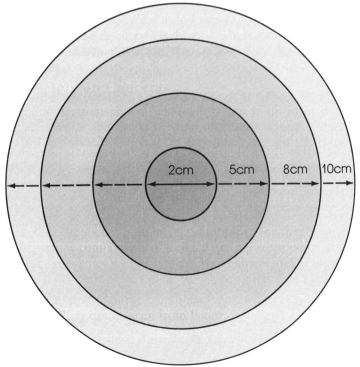

El paso de la cabeza del bebé cuando desciende a través de la pelvis durante el parto es un signo que se mide con un número llamado *estación*. Los números de las estaciones van de -4 a $+4$. Cuando la cabeza del bebé todavía no ha comenzado a descender, la estación es -4. Cuando la cabeza del bebé está en la estación cero, está a medio camino del canal del nacimiento. Cuando termina el descenso de la cabeza a través del canal del nacimiento, la estación se llama $+4$.

SÍNTOMAS DE PARTO

Uno cualquiera o estos tres síntomas pueden indicar el comienzo del parto: contracciones, rotura de la fuente o bolsa de agua y pérdida de sangre.

CONTRACCIONES DE BRAXTON-HICKS

Durante las últimas semanas de embarazo, usted puede sentir ocasionalmente las contracciones de su útero. Estas contracciones, llamadas Braxton-Hicks, preparan a los músculos para el parto pero no provocan el nacimiento del bebé. No se hacen más intensas con el paso del tiempo y, generalmente, pueden aliviarse si usted cambia de posición o se relaja (pruebe a tomar un vaso de leche tibia).

Las contracciones del parto son diferentes, cuando se producen a intervalos regulares, aumentan en frecuencia, duración e intensidad con el paso del tiempo, y no se alivian si intenta acostarse, usted puede estar lista para el parto. Estas contracciones se caracterizan por un dolor sordo en la espalda que se irradia hacia el frente. Puede estar acompañado por una sensación de presión en la pelvis.

CONTRACCIONES DEL PARTO	CONTRACCIONES DE BRAXTON-HICKS
• ocurren a intervalos regulares	• son irregulares y erráticas
• aumentan en frecuencia a medida que pasa el tiempo (los intervalos entre las contracciones se acortan)	• ocurren a intervalos que no se acortan a medida que pasa el tiempo
• se vuelven más fuertes y más intensas a medida que pasa el tiempo	• no aumentan en duración a medida que pasa el tiempo
• aumentan en duración a medida que pasa el tiempo	• por lo general se alivian cambiando de posición o relajándose
• no paran ni cambian aunque cambie de posición o se relaje	• causan molestias, principalmente, en la parte baja del abdomen, típicamente sin presión en la pelvis o dolor de espalda
• causan molestias en la espalda y en la parte baja del abdomen con presión pélvica	• no hacen que se dilate el cerviz

ROTURA DE LA BOLSA DEL AGUA

La rotura de la bolsa se llama también rotura de la fuente. Es un síntoma de que el parto está al comenzar. Cuando se rompen las membranas, el fluido puede escapar en un chorro súbito o gotear lentamente. El fluido puede ser pegajoso y por lo general es transparente o de aparitencia ligeramente lechosa. Esencialmente, no tiene olor, y se distingue fácilmente de la orina, aunque cuando a una embarazada se le rompe la fuente, siente como si se estuviera orinando. No se siente dolor cuando se rompe la bolsa, aunque algunas mujeres dicen sentir un leve "tirón." Las membranas no se rompen siempre al principio del parto, y es posible que un bebé nazca con la bolsa de agua todavía intacta.

Si su bolsa del agua se rompe, notifique de inmediato a su partero. Aunque es probable que el parto comience pronto (dentro de unas horas), puede ser que no. Debido a que existe un peligro mayor de infección en este momento, su partero puede tomar la precaución de hacerla ir al hospital o al centro de partos, donde la podrán observar y se podrá inducir el parto, si es necesario.

MUESTRA

El tapón de mucosa que cierra la entrada de su útero, mientras usted está embarazada, puede ser expulsado antes o durante el parto. Generalmente, se trata de una pequeña masa de mucosa manchada con un poco de sangre. En inglés, a menudo se le llama *"show"* (muestra). Su aparición indica que el parto es inminente.

CUANDO EL BEBÉ SE PASA DE TIEMPO _____

¿CUÁNTO TIEMPO ES DEMASIADO TIEMPO?

Si la fecha esperada del nacimiento llegó y pasó, es probable que usted sienta ansiedad y que ha estado embarazada demasiado tiempo. Cuando sienta que el bebé no llega, recuerde que la fecha del parto es sólo aproximada y que puede considerarse un parto oportuno el que ocurre dos semanas antes o después de lo calculado. Siempre existe la posibilidad de que una gran irregularidad en su ciclo pueda haber causado un error de cálculo. Es probable que, en realidad, usted no esté pasada de tiempo y que su bebé llegue cuando esté listo para hacerlo. Sin embargo, algunas mujeres no entran en el parto al cumplirse el plazo debido, y puede requerirse la intervención médica para impedir que el bebé se pase de tiempo.

¿QUÉ SE PUEDE HACER? _____

Si se ha pasado más de dos semanas de la fecha del parto, y no hay indicios de iniciar el parto, su partero puede tomar algunas medidas paca asegurarse de que no haya problemas que se pueden evitar. Se pueden realizar varias pruebas para determinar el bienestar del feto. Las que se realicen, si es que se realiza alguna, dependerán de las circunstancias particulares de su caso. Dependiendo de los resultados de estas pruebas, se puede inducir el parto o se puede traer al mundo al bebé mediante una operación cesárea. Las pruebas, también, le pueden dar a la seguridad de que todo está en orden y que debe esperar un poco más. Pregunte con confianza cuando tenga dudas y comparta sus preocupaciones con su partero.

Véanse las secciones: Amniocentesis, página 86; Perfil biofísico, página 114; Prueba de tensión a las contracciones, página 119; Parto inducido, página 107; Prueba de ausencia de tensión, página 118; y Ultrasonido, página 125. Tal vez considere que este es el momento adecuado para volver a leer en la página 3 la sección: ¿Cuándo debe nacer el bebé?

LA ESPERA HA TERMINADO _____

¿CUÁNDO DEBERÁ LLAMAR AL PARTERO?

Si usted sospecha que se ha presentado cualquiera de los indicios del parto y quiere hablar de eso con su partero, hágalo inmediatamente. Es preferible que usted misma haga la llamada y no que otra persona la haga por usted. De esta forma usted podrá contestar directamente las preguntas del partero y explicar con exactitud cómo se siente. Las madres de alto riesgo deben notificar de inmediato al partero al comenzar el parto.

NÚMEROS TELEFÓNICOS IMPORTANTES

Partero: _____

Hospital o Centro de partos: _____

Otros: _____

Cuando usted llame, el partero hablará por teléfono acerca de su estado y tal vez quiera examinarla en el consultorio. El momento en que deba ir al hospital o centro de nacimientos dependerá de cómo se sienta usted, de cómo progresa su embarazo y cualquier otra circunstancia particular de su caso. Pregúntele a su partero con anticipación sobre las guías que se usarán para decidir cuándo debe ser admitida en el hospital o centro de nacimientos. Prepárese para ser flexible si se dan circunstancias imprevistas que causen un cambio en sus planes.

¿QUÉ DEBE LLEVAR?

No haga preparativos muy elaborados para su estadía en el hospital o centro de partos; es probable que sea corta. Para el parto y el nacimiento, usted usará una bata de hospital. Un par de calcetines de algodón por si acaso siente los pies fríos durante el parto. Lleve algo de comer para su compañero, especialmente si usted está en el parto mientras la cafetería esté cerrada. Deje en su casa las alhajas valiosas.

Para su estadía en la maternidad, necesitará ropa para estar cómoda cuando va de su cuarto a la guardería o "nursery." Lleve pantuflas o zapatillas para los pies. Si va a amamantar a su bebé, asegúrese de que sus batas y vestidos se abran fácilmente por el frente. No olvide sus sostenes de amamantar, por lo menos lleve dos. Lleve cepillo de dientes, peine y el maquillaje que usted quiera usar. Si está leyendo un buen libro, llévelo también. No le dé mucha importancia a empacar. Alguien le puede llevar lo que se le olvide.

El parto no le devolverá instantáneamente la figura que tenía antes del embarazo, así que no lleve ropa que le quede entallada para el viaje de regreso a casa.

¿CÓMO INSCRIBIRSE?

Si el partero sabe que usted está en camino, es probable que el hospital o centro de partos haya sido notificado. Debe averiguar con antelación qué entrada ha de usar, cuáles son los procedimientos de admisión y qué arreglos financieros son necesarios. Usted no querrá ocuparse de estos asuntos cuando esté en el parto, especialmente si éste es a medianoche.

¿QUÉ PASA LUEGO?

Después de ser admitida en el hospital, la llevarán al lugar donde estará durante el parto. En un hospital que tenga salas tradicionales de parto y recuperación, la mandarán a la sala de parto. Si planea dar a luz en un cuarto privado, irá directamente a él.

Su enfermera le dará una bata de hospital para que se la ponga. Le pedirá una muestra de orina. Si no ha defecado recientemente, tal vez le administre un enema (véase la página 99). Si se ha ordenado un prep y estuvo de acuerdo (véase la página 116), se hará en ese momento. Si usted prefiere no pasar por algunos de estos procedimientos de admisión de rutina, discuta sus deseos con su partero antes de ingresar al hospital o comenzar el parto.

En muchos lugares permiten que su compañero permanezca con usted todo el tiempo, aunque en algunos hospitales no se permite esto. Este es otro punto que podría usted discutir con su asistente de parto antes de llegar el momento. Si su compañero y usted deben estar separados por alguna razón, asegúrese de que él sepa dónde encontrarla en cuanto usted se haya instalado.

La enfermera escuchará las palpitaciones cardíacas de su bebé. Le tomarán a usted la temperatura y la presión arterial. En este momento, es probable que le hagan un examen interno para ver cómo progresa su parto si el parto va a ser observado.

Si su partero y usted han acordado que le coloquen un monitor fetal electrónico continuamente, se instalará el aparato. Si usted ha elegido no tener un monitor fetal electrónico, el ritmo cardíaco de su bebé será comprobado frecuentemente con un aparato manual. A medida que avanza el parto, se le hará un examen interno para comprobar su progreso.

Si va a tener su bebé en la sala de partos, será trasladada allí minutos antes de que nazca el bebé. Si está en la sala de nacimientos, permanecerá allí. Para una descripción detallada de las etapas del parto, véanse las páginas 142–9.

GUÍA PARA EL PARTO Y EL NACIMIENTO ____

Las siguientes recomendaciones para el parto se basan en las experiencias de muchas mujeres. Estas descripciones le harán conocer un parto típico, y le darán una idea de lo que le espera. No espere que su parto sea idéntico al descrito aquí. Puede ser que no experimente todas las reacciones enumeradas y que tenga algunas no mencionadas.

Las sugerencias delineadas aquí son breves. No se pretende que reemplacen las clases de preparación para el parto o instrucciones de su partero. La lectura de este material no debe hacerla sentir que usted puede diagnosticar sus propios progresos o que en alguna forma ha fallado si su parto no se acomoda a la norma. No importa lo bien preparados que estén su compañero y usted para el parto, ustedes harán bien en depender de la guía de sus asistentes de parto, quienes la ayudarán a satisfacer las demandas personales de su situación a medida que ésta evoluciona.

PRIMERA ETAPA DEL PARTO: 0 A 2-3 CM DE DILATACIÓN ____

¿QUÉ ESTÁ SUCEDIENDO?

Las contracciones son rítmicas y se hacen más intensas a medida que pasa el tiempo. Las mujeres han descrito estas contracciones de maneras diferentes, por ejemplo: presión pélvica, dolor de espalda, calambres de menstruación, gases, tensión en el área del hueso púbico. Esta etapa puede estar acompañada de "muestras" de sangre y/o rotura de la bolsa. Algunas mujeres sienten frío o náuseas. Para la mayoría de las mujeres, ésta es la etapa más larga; puede durar varias horas.

REACCIONES DE LA MADRE

Debido a que estos indicios indican que el parto está comenzando, la mayoría de las mujeres se sienten excitadas y aliviadas, aunque estos sentimientos a menudo están acompañados de cierta ansiedad. Muchas mujeres se sienten sociables en esta etapa y conversan entre una contracción y otra.

QUÉ HACER

- Dedíquese a actividades que mantengan su mente alejada de las contracciones. Lea, vea la televisión, juegue a algo, haga un crucigrama o busque alguna cosa que hacer en la casa que la mantenga ocupada.
- Si es de noche o si está cansada, trate de dormir. Si no puede dormir, no se preocupe.
- Este no es buen momento para ingerir una comida muy fuerte, pero si tiene hambre, puede comer algo. El parto es un trabajo muy fuerte, y usted tiene que conservar su nivel de energía.

- No se deshidrate, los líquidos nutritivos son útiles, especialmente si no se siente como para comer alimentos sólidos. Las sopas, los jugos o la leche batida la ayudarán a satisfacer su necesidad de líquidos y le darán energía.
- Si usted cree que las contracciones ocurren separadas de seis a siete minutos o menos, lleve cuenta de ellas. Anote con cuánta frecuencia ocurren y cuánto dura cada contracción.

CÓMO AYUDAR A LA MADRE

- Anímela a hacer cosas que aparten su mente de las contracciones.
- Si su compañera está cansada, aliéntela a descansar.
- Dé un paseo con ella.
- Si tiene hambre, aliéntela a comer cosas livianas y sanas. Asegúrese de que continúa tomando líquidos. Haga un té o un cocimiento de hierbas con miel (o azúcar) si ella no tiene deseos de comer o de tomar sopa.
- No sugiera que se mida el tiempo de las contracciones hasta que ocurran cada 6 ó 7 minutos o menos. Si son más espaciadas no debe apresurarse a concentrar su atención en ellas.
- Asegúrese de que todas las cosas están empacadas y listas para el viaje al hospital o centro de nacimientos. Busque las llaves del auto, pero no salga corriendo. Especialmente en el caso del primer bebé; puede llevar un tiempo muy largo.

PRIMERA ETAPA DEL PARTO: 3 A 4 CM DE DILATACIÓN

¿QUÉ ESTÁ SUCEDIENDO?

Las contracciones son más fuertes y más regulares y cada vez son más incómodas.

REACCIONES DE LA MADRE

A medida que las contracciones aumentan en intensidad, muchas embarazadas no sienten deseos de hablar. Se vuelven pensativas y calladas. Aunque por lo general están ocupadas con el parto y ellas mismas, en su mayoría necesitan saber que alguien está con ellas. Lo que necesitan en ese momento es compañía en lugar de conversación. Se evita hablar durante las contracciones. Aunque muchas mujeres ya no quieren caminar, algunas encuentran que hacerlo las ayuda a sentirse mejor.

QUÉ HACER

- Trate de relajarse en una posición cómoda. Haga lo que le resulte más conveniente. Algunas embarazadas prefieren estar en la cama. Otras se sienten mejor sentadas o recostadas sobre cojines. Otras quieren hablar.
- Cambie de posición, al menos durante un corto rato, cada hora más o menos. Moverse ayuda a la circulación y tal vez encuentre una posición que le guste más.
- Descanse entre una contracción y otra.

- Si tiene hambre, coma algo liviano; mantenga su nivel de energía y de ingestión de líquidos.
- Si puede, orine cada una o dos horas durante el parto.
- Siga sus propios instintos. No tema hacer lo que a usted le parezca correcto.

CÓMO AYUDAR A LA MADRE

- Ayude a establecer un ambiente tranquilo y relajado. Evite las luces brillantes, el ruido innecesario y la conmoción en el cuarto. Aliéntala y proporciónele ánimo continuamente. Pero no insista mucho.
- Continúe alentándole a que tome líquidos, de manera que no se deshidrate.
- El partero probablemente le ha dado orientaciones sobre cuándo hay que llamarlo. Si llegó el momento, hágalo, pero es mejor que la embarazada le hable directamente al partero.

PRIMERA ETAPA DEL PARTO: 5 A 8 CM DE DILATACIÓN

¿QUÉ ESTÁ SUCEDIENDO?

Las contracciones son más frecuentes. Se llega más pronto al punto máximo de una contracción y ésta dura más. En este momento, la mayoría de las embarazadas están en contacto con su partero y en el lugar que han elegido para dar a luz.

REACCIONES DE LA MADRE

Al llegar a estas alturas del parto, la mayoría de las mujeres están muy serias. Es muy común que expresen dudas acerca de la capacidad para hacerle frente a las contracciones que están por llegar.

QUÉ HACER

- Empiece a usar sus técnicas de control de la respiración si no lo está haciendo aún. Conserve la respiración profunda lo más que pueda. Bríndele la mayor cantidad de oxígeno posible a su cuerpo que tanto trabaja.
- Exprese firmemente su opinión; si cree que necesita o quiere algo, pídalo. Siga sus instintos y haga lo que cree que le convenga más.
- Algunas mujeres pueden requerir medicamentos para ayudar a relajarse en este periodo.

CÓMO AYUDAR A LA MADRE

- Ofrezca palabras de aliento. La situación puede ponerse difícil de manejar.
- Oriéntela con la respiración controlada durante cada contracción. Si los dos encuentran algo que funcione mejor, también está bien.
- Ofrézcale aplicarle masajes en la espalda para aliviarle el dolor o malestar.

PRIMERA ETAPA DEL PARTO: 8 A 10 CM DE DILATACIÓN _____

¿QUÉ ESTÁ SUCEDIENDO?

Las contracciones muy pronunciadas ocurren con rapidez, una tras otra. Muchas mujeres sienten estas contracciones con más frecuencia y pueden sentirse somnolientas. La pared abdominal está tensa y muchas mujeres se sienten incapaces de relajarse. Es común tener hipo, eructos, náuseas y deseos de vomitar. Unas sienten calor, otras frío. Las piernas pueden temblarles y predomina una sensación de inquietud. Muchas mujeres sudan en la frente y el labio superior.

La mayoría de las mujeres se sienten extremadamente sensibles e irritables en estos momentos. Pueden estar de mal humor y contestar mal. A muchas mujeres les sorprende la fuerza de las contracciones en esta etapa. La incapacidad para relajarse las asusta y las frustra. En este momento, algunas mujeres experimentan una sensación de pánico y temporalmente pierden el control. Son frecuentes en esta etapa del parto las expresiones de desaliento y las peticiones de ayuda.

QUÉ HACER

- Recuerde que ésta es la parte más dura del parto para las mujeres. No dura mucho, aunque les puede parecer eterna.
- Mantenga los ojos abiertos durante las contracciones. Visualice un punto focal y concéntrese.
- Piense en una contracción a la vez. Aproveche el descanso, aunque sea breve, después de cada contracción.
- Pruebe la respiración corta de pecho.
- Podría ayudarla ponerse una toalla húmeda y fresca en la cara y cuello.
- Si tiene la boca seca, algo húmedo—una toalla mojada o trocitos de hielo—puede ayudarla. Si lo desea, puede tratar de comer una paleta helada.
- Los cambios de posición la ayudan ocasionalmente durante esta transición. Siga sus instintos. Si cree que algo la haría sentirse mejor, pruébelo.

CÓMO AYUDAR A LA MADRE

- Asegúrele constantemente que la sensación de quedar fuera de control en esta etapa es una reacción normal a la intensidad de las contracciones.
- Guíela a través de cada contracción. Mientras usted le habla, sea firme y alentador. Diríjala en su respiración.
- Recuérdele que la etapa es breve, y que pasará pronto.
- Recuérdele que piense sólo en una contracción a la vez; que pase bien la presente y que no se preocupe por la próxima.
- Recuérdele que descanse entre contracciones.
- Ofrézcale algo fresco y mojado (trocitos de hielo) para la boca seca.
- Límpiele la cara y el cuello con una toalla fresca.
- Mírela a los ojos y dígale que todo va a salir bien. Créalo.

PRIMERA ETAPA DEL PARTO: A MEDIDA QUE TERMINA LA TRANSICIÓN ___

¿QUÉ ESTÁ SUCEDIENDO?

Al acercarse a su término la etapa de transición, quizá aumente el dolor en la parte inferior de la espalda. Será más difícil continuar la respiración corta de pecho, y la urgencia por pujar puede volverse intensa.

REACCIONES DE LA MADRE

En este momento, muchas mujeres tienen conflicto entre la necesidad de seguir con la respiración corta de pecho y la necesidad de empezar a pujar. Esta confusión es muy común.

QUÉ HACER

- Trate de escuchar cuidadosamente las instrucciones de su ayudante, aunque pueda resultarle difícil en este momento.
- Continúe la respiración corta de pecho hasta que le den instrucciones de pujar o hasta que la urgencia de hacerlo no se pueda contener.
- Dígale al partero que siente necesidad de pujar.
- Pruebe a apretarse la parte baja de la espalda para aliviar el dolor que siente allí.

CÓMO AYUDAR A LA MADRE

- Recuérdele que no debe pujar hasta que llegue el momento.
- Aplíquele presión sobre la parte baja de la espalda.
- Diríjala para que controle la respiración.

SEGUNDA ETAPA DEL PARTO: PUJAR Y EXPULSAR _____

¿QUÉ ESTÁ SUCEDIENDO?

Puede haber un breve período de sueño profundo al comenzar esta etapa. Las contracciones pueden estar más distanciadas que durante la etapa de transición al parto. Estas contracciones tienden a empujar el bebé por el canal vaginal y requieren grandes esfuerzos de la madre.

REACCIONES DE LA MADRE

Muchas mujeres experimentan una casi increíble sensación de fuerza o poder en esta etapa. A menudo hay sorpresas ante el rápido cambio en sensaciones, entre la transición y pujar. Hay una urgencia irresistible por pujar, y a la mayoría de las mujeres pujar les causa alivio y una sensación de satisfacción. En esta etapa, muchas mujeres actúan y parecen como si estuvieran defecando.

QUÉ HACER

- Comience a pujar gradualmente. En estos momentos sus instintos naturales serán muy fuertes y usted deberá seguirlos con la ayuda de su partero.
- Trate de descansar lo más que pueda entre una contracción y otra.
- En estos momentos, usted podrá adoptar cualquier posición que le resulte cómoda. La posición tradicional de descansar boca arriba con las piernas extendidas puede ser la menos conveniente de todas. Estar en cuclillas, de pie o sentada hace que la fuerza de gravedad la ayude. Puede ser que le convenga estar de medio lado. Algunos centros de nacimiento tienen disponible una silla especial para dar a luz, aunque es posible que también le convenga estar sentada o en cuclillas sin muebles especiales. Su compañero deberá apoyarla al adoptar cualquier posición que le convenga a usted.
- No le tema a sus sentimientos ni le dé pena expresarlos. En estos momentos es normal sentir poder y placer. Si puede, disfrute de estos sentimientos.

CÓMO AYUDAR A LA MADRE

- Asegúrele que las sensaciones que tiene son normales y aceptables.
- Proporcione orientación en cada contracción y recuérdele que descanse entre ellas.
- Algunas mujeres sienten pena por la similitud de esta etapa del parto con el acto de defecar. Si teme pujar por temor a ensuciar el lugar, recuérdele que estas sensaciones son normales y que no ocasionará daños por cualquier suciedad que pueda haber.
- Apóyela si ella decide ponerse en una posición más cómoda y eficiente. Permítale que se aferre a usted mientras esté en cuclillas en el piso o en la cama. Si ella está a su lado, afírmele las piernas. Ayúdela a encontrar la posición más conveniente.
- Ayúdela a concentrarse en que llegue a su meta.

SEGUNDA ETAPA DEL PARTO: DESDE LA APARICIÓN DE LA CABEZA DEL BEBÉ HASTA EL NACIMIENTO

¿QUÉ ESTÁ SUCEDIENDO?

En una presentación normal, lo primero que se ve es la cabeza. La "coronación" ocurre cuando la cabeza del bebé emerge del perineo y no retrocede ni se pierde de vista entre las contracciones y los pujos. En este momento puede hacerse una episiotomía (corte en el perineo para agrandar la abertura del nacimiento). La cabeza sale primero, luego los hombros. Después de que salen los hombros, el resto del cuerpo se desliza fácilmente hacia afuera.

REACCIONES DE LA MADRE

En esta etapa, la mayoría de las mujeres quedan totalmente concentradas con la tarea que tienen entre manos. Se sienten totalmente indiferentes hacia cualquier otra cosa que ocurra. Muchas están impacientes. Hay un fuerte deseo por pujar. La mayoría de las mujeres están más alertas en este momento y se muestran ansiosas por ver al bebé. Algunas se sienten abrumadas por la presión e incomodidad de la ocasión, y manifiestan sentimientos de temor. Si a usted le ocurre esto, escuche las instrucciones de su partero.

QUÉ HACER

- Coopere con su partero. A medida que sigue sus propios instintos, comuníquele lo que siente para que usted pueda recibir los mejores consejos de su partero.
- Deje que el partero la guíe en la manera de pujar. Facilitar la salida de la cabeza y los hombros del bebé puede ayudar a evitar rasgaduras innecesarias. Si usted quiere evitar una episiotomía, es esencial tener paciencia y poner mucho cuidado en estos momentos.
- Usted todavía puede estar en la posición que le sea más cómoda. Si está en un lugar que requiere que la muden a una sala de partos, probablemente la mesa tradicional se podrá adaptar para que usted esté en una posición similar a estar sentada o en cuclillas.

CÓMO AYUDAR A LA MADRE

- Si el nacimiento va a tener lugar en la sala de partos, la madre debe ser trasladada allí al principio de esta etapa del parto. Es preferible que a ella se le permita colocarse en la mesa de partos entre una contracción y otra. Ayúdela a comunicar sus deseos de que se ajuste la mesa para que le sea más cómodo el parto. Continúe sujetándola según los deseos de ella.
- Aliéntela a cooperar con el personal médico. Pujar cómo y cuándo se lo piden puede facilitar las cosas.

TERCERA ETAPA DEL PARTO: EXPULSIÓN DE LA PLACENTA

¿QUÉ ESTÁ SUCEDIENDO?

Las contracciones pueden detenerse temporalmente después de nacido el bebé. Cuando se reanudan, por lo general son indoloras. Puede haber algún hilillo o brote de sangre. A continuación ocurre la expulsión de la placenta. Hay una sensación de presión, pero poco o ningún dolor.

REACCIONES DE LA MADRE

A estas alturas, la mayoría de las mujeres están muy orgullosas de lo que han hecho. Algunas sienten gran energía y están ansiosas por ver al bebé. La mayoría están exhaustas. Muchas tienen mucha hambre y sed. No hay una forma "correcta" de sentirse. Se puede esperar una amplia gama de reacciones.

QUÉ HACER

- En esta etapa, su partero la atenderá según sea necesario.
- Si tuvo una episiotomía, la repararán en este momento; si no la tuvo, se repararán las rasgaduras (si las hubo).
- A menos que su bebé requiera atención médica urgente, se lo colocarán sobre su abdomen para que pueda iniciarse la unión emocional mientras hacen las reparaciones necesarias.
- Muchas madres deciden tratar de amamantar al bebé en estos momentos.

CÓMO AYUDAR A LA MADRE

- Comparta el momento.
- Si ustedes han seguido el método de Leboyer para el parto suave, en estos momentos le darán al bebé un baño en agua tibia.

CUIDADO DEL BEBÉ (SALA DE PARTO) _____

Tan pronto como nace el bebé, debe pasar por la transición de ser totalmente dependiente de la madre a funcionar independientemente. Las personas que la hayan atendido durante el parto atenderán al bebé según sea necesatio, para que pase por esa transición. Si el bebé tiene problemas para respirar, ayudarlo a que respire es una prioridad. Si es necesario, se succionará la mucosidad de los pasajes respiratorios del bebé.

Escala Apgar

Prueba	0	1 punto	2 puntos
Ritmo cardíaco	ausente	lento (menos de 100 latidos por minuto)	100 o más latidos por minuto
Respiración	ausente	lenta o irregular	regular
Tono muscular	flácido	algún movimiento de las extremidades	movimiento activo
Color de la piel	azul	cuerpo rosado, extremidades azules	todo rosado
Reacción refleja	ausente	muecas	llanto

Al nacer, y otra vez cuando el bebé tiene cinco minutos de nacido, su condición será clasificada en cinco áreas en una escala de 0 a 2. Esta clasificación se conoce como Escala Apgar, llamada así por la doctora Virginia Apgar, quien la creó. Un puntaje de 7 o más indica que el bebé está en buenas condiciones. La mayoría de los bebés obtienen una calificación de 7 o más en el examen. Se requiere intervención inmediata para un bebé que alcanza 4 o menos puntos. La clasificación Apgar es una indicación de lo bien que un bebé ha salido de la tensión del parto, pero no predice la salud del bebé a largo plazo.

Debido a que la temperatura corporal de la madre—que es a la que el recién nacido estaba acostumbrado—es significativamente más elevada que la temperatura ambiente, se debe mantener abrigado al bebé. Con ese fin, se puede colocar al bebé sobre su abdomen y cubrirlos a ambos con una colcha. De esta manera, ambos pueden continuar juntos mientras se expulsa la placenta y se repara la episiotomía, si le hicieron una.

Para completar el ajuste del bebé a la vida fuera de la madre, debe cortarse el cordón umbilical. Algunos doctores prefieren prender y cortar el cordón inmediatamente después de que el bebé nace. Otros esperan a que el cordón haya dejado de latir para cortarlo, a menos que haya indicación médica específica para hacerlo antes. Cuándo cortar el cordón es algo que hay que acordar de antemano. Si usted tiene una preferencia, coméntelo desde el principio con su partero.

Si planea darle el pecho a su bebé, quizás desee ofrecérselo estando aún en la sala de parto. La succión del bebé estimula al útero a contraerse y lo ayuda a volver a su tamaño normal con más rapidez. Si usted quiere amamantar a su bebé inmediatamente después del parto, trate este asunto con anticipación con su partero. Algunos hospitales no están de acuerdo con esta práctica, debido a que puede ser inconveniente para su personal o interferir con los procedimientos de rutina. Es importante que usted comunique sus deseos con antelación.

Si sigue el procedimiento Leboyer para un parto suave, su bebé recibirá un baño tibio poco después de nacer. Algunas parejas deciden usar el baño para que el padre del bebé participe desde el principio en la atención del mismo.

Antes de que usted y su bebé salgan de la sala de partos, la enfermera le tomará las huellas de los pies al bebé, junto con una o más de las huellas digitales suyas. Le colocará brazaletes de identificación a su bebé: uno en un tobillo y otro en una muñeca. Usted recibirá un brazalete idéntico para su muñeca. El propósito de este procedimiento es, desde luego, asegurarse de que no se confunda su bebé con otro.

PROCEDIMIENTOS MÉDICOS ADICIONALES __

En la mayoría de los estados, la ley requiere que los bebés reciban medicación en los ojos para prevenir la infección. Ahora, en muchos lugares se usa un ungüento antibiótico. en lugar de las irritantes gotas de nitrato de plata. Muchos parteros están dispuestos a demorar la aplicación de cualquier medicina hasta después de que los padres hayan tenido la oportunidad de sostener en sus brazos al bebé, y de disfrutar del contacto visual con el bebé, como parte del proceso de unión. Usted puede decidir por adelantado qué medicina para los ojos se usará y cuándo será administrada. Si usted desea que le permitan pasar tiempo con su bebé antes de los procedimientos médicos de rutina, asegúrese de comunicarle sus deseos a su partero.

En la mayoría de los hospitales, los bebés reciben una inyección de vitamina K para ayudar a la coagulación de la sangre. Algunos hospitales administran rutinariamente penicilina a todos los recién nacidos para ayudarlos a no contraer una infección en la guardería. La sangre del bebé puede analizarse para detectar la enfermedad PKU, una rara forma de retraso mental que puede impedirse si se detecta y trata temprano. Muchos pediatras ordenan por rutina que se analice la sangre del bebé para determinar el nivel de bilirrubina.

Durante su embarazo, usted debe comentar con su partero los procedimientos de rutina que probablemente le harán a su nuevo bebé en el centro de nacimientos que usted haya elegido. Si tiene alguna pregunta acerca de tales procedimientos a medida que se aplican, no tema preguntar.

CUIDADO DEL BEBÉ (GUARDERÍA)

En el hospital o en el centro de nacimientos, su bebé será observado cuidadosamente para asegurarse de que todos los sistemas funcionan bien. Debido a que algunos recién nacidos tienen dificultad para regular la temperatura de su cuerpo, puede usarse una cama calentada durante un tiempo hasta que la temperatura corporal del bebé sea normal. No tema preguntar acerca de los procedimientos que se siguen con su bebé.

En la mayoría de los hospitales se lleva a los bebés a sus madres para que los alimenten cuando parecen tener hambre. Si su bebé comparte su habitación en lugar de estar en la guardería, estará a su lado siempre a la hora de alimentarse. Como regla general, se le recomienda a las madres alimentar a sus bebés por lo menos cada cuatro horas, y dejar que pasen dos horas entre ellas, si es posible. Esto se aplica a los bebés alimentados con botella o con pecho. Sin embargo, las circunstancias individuales pueden cambiar.

Si usted desea amamantar a su bebé y prefiere que no le ofrezcan botellas de glucosa y agua a su bebé en la guardería, debe tratar esto con anticipación con el pediatra del bebé, quien hará la anotación debida en la planilla médica del bebé. Siga el mismo procedimiento si no quiere que le den un chupón o chupete a su bebé en la guardería.

CIRCUNCISIÓN

Si su bebé es varón, una de las primeras decisiones que tendrá que tomar es la de si prefiere que le hagan la circuncisión. Debido a que la circuncisión se ha practicado ampliamente en Estados Unidos, muchos padres tienen la impresión de que es una necesidad y de que deben consentir en que se la hagan. Con todo, no es así. No hay razón médica para hacer una circuncisión de rutina. Bañarse regularmente impide los mismos problemas que la circuncisión previene.

La decisión de circuncidar al niño es totalmente personal. La circuncisión del recién nacido siempre se ha llevado a cabo sin anestesia. Los bebés sienten el dolor; por esta razón algunos parteros están dispuestos a usar un anestésico local para el procedimiento. Debido a que los riesgos que acarrea el uso de un anestésico local son mayores que los beneficios para el bebé, este es un asunto que usted tal vez quiera comentar con su partero de manera que usted pueda tomar una decisión bien informada.

Generalmente, es mejor demorar la circuncisión al menos veinticuatro horas después del nacimiento del niño. La circuncisión ritual judía se celebra al octavo día.

EL NOMBRE DEL BEBÉ _____

Poco después del nacimiento del bebé, un miembro del personal del hospital o del centro de nacimientos se pondrá en contacto con usted para obtener información para el certificado de nacimiento del bebé. Si no ha escogido aún un nombre, puede dejar en blanco el espacio para el mismo. Dependiendo del estado en que usted resida tiene de diez días a siete años para inscribir el nombre del niño. Una vez que el nombre queda inscrito en el certificado, se puede necesitar una orden judicial para cambiarlo.

Aunque muchos padres eligen que el bebé use el apellido del padre, otros no. Especialmente cuando la mujer ha conservado su propio apellido al casarse, los padres pueden preferir una combinación de los apellidos con un guión por medio: el apellido de la madre y el del padre. A veces, los padres combinan elementos de los nombres de ambas familias para crear uno nuevo. Un bebé de padres no casados, a menudo lleva el apellido de su madre, pero esto no es un requisito. El apellido del bebé no tiene que ser el del padre o su madre, siempre que esto no se deba al intento de cometer fraude.

Si acaso planea ponerle un nombre poco corriente a su bebé, investigue con anticipación para averiguar qué regulaciones especiales existen en el estado en que usted vive. Si no desea ponerle un nombre a su bebé en la forma tradicional, no se deje intimidar por quienes insisten en que debe hacerlo así. Asegúrese de que los registros oficiales reflejen sus deseos.

SU CUIDADO DESPUÉS DEL PARTO _____

Después del nacimiento de su bebé, especialmente durante las primeras horas, usted deberá ser observada cuidadosamente. Probablemente se le tomará la presión arterial varias veces y le examinarán frecuentemente el útero para ver si está quedando firme.

Directamente después del parto, usted sentirá un flujo vaginal llamado "loquios." Este es un proceso natural de limpieza, y continuará hasta que haya cicatrizado el lugar adonde la placenta estaba unida al útero. El flujo ocurrirá sea que usted haya tenido cesárea o parto vaginal. Los loquios comienzan como un flujo espeso, similar en apariencia a la menstruación. Puede contener coágulos. Se observarán sus loquios para comprobar que no sean excesivos. Infórmele a su partero si sus loquios empapan dos toallas sanitarias en menos de treinta minutos o si pierde un coágulo de mayor tamaño que un limón.

Muchas mujeres quedan exhaustas después del parto y se alegran de poder descansar. Sin embargo, otras experimentan un intenso sentimiento de felicidad y no sienten deseos de dormir. Los que están a su alrededor deben tratar de entender y respetar su reacción personal a la experiencia del parto.

Si siente hambre después del parto, como le ocurre a muchas mujeres, no tema pedir algo de comer aunque no sea la hora de comida o desayuno.

ESTADÍA EN EL HOSPITAL _____

La duración de su estadía en el hospital o centro de nacimientos la determinan muchos factores: su estado y el estado del bebé, sus preferencias personales y las prácticas seguidas por su partero, el pediatra y el hospital o centro de nacimiento en el que usted dé a luz. Hoy en día, la tendencia es permanecer brevemente en el hospital cuando el parto haya sido normal para la madre y el bebé. Muchas mujeres salen en un día o dos después del parto, y algunas deciden marcharse a su casa menos de veinticuatro horas después del parto. Es menos costoso salir pronto del hospital o centro de nacimientos, además de que es más fácil para muchos padres ajustarse a su nuevo bebé en el ambiente familiar del hogar. Sin embargo, otros prefieren el cambio de ritmo que encuentran en el hospital, permaneciendo en él uno o dos días más.

El parto con cesárea extiende la estadía en el hospital. El promedio de permanencia en el hospital después de la cesárea es de cinco días, aunque podría salir antes.

Hable acerca de la estadía en el hospital o en el centro de nacimientos con su partero antes de la fecha del parto. Averigüe qué le permitirán hacer si todo sale bien. Sin embargo, recuerde que pueden surgir razones médicas que prolonguen su permanencia más de lo que a usted le gustaría, sean cuales sean los arreglos que haya hecho usted previamente.

Si decide salir del lugar poco después del parto, se puede sugerir una visita del partero o la enfermera a su domicilio, para asegurarse de que todo marcha bien.

ATENCIÓN DESPUÉS DEL PARTO

ACTIVIDADES

BAÑO

COITO

CUIDADO DE LOS SENOS (AMAMANTAR)

CUIDADO DE LOS SENOS (ALIMENTACIÓN CON BIBERÓN)

CUIDADO DESPUÉS DE LA EPISIOTOMÍA

DEPRESIÓN DE POSPARTO

DESCANSO

DOLORES DE POSPARTO

EJERCICIOS

ESTREÑIMIENTO

HEMORROIDES

LOQUIOS

PÉRDIDA DE PESO

PLANIFICACIÓN FAMILIAR

POSPARTO DE LA CESÁREA

PRIMER EXAMEN MÉDICO DE POSPARTO

ATENCIÓN DESPUÉS DEL PARTO _____

Las páginas siguientes contienen información acerca de temas relacionados con su propia atención después del parto. Trate de leer estas páginas cuidadosamente antes de salir del hospital o centro de nacimientos, de manera que pueda consultar cualquier duda con su partero. En la página 165 tiene espacio para anotar las instrucciones especiales que usted requiera.

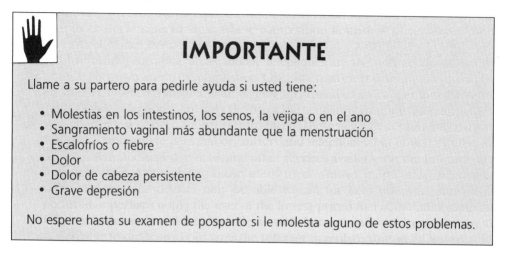

IMPORTANTE

Llame a su partero para pedirle ayuda si usted tiene:

- Molestias en los intestinos, los senos, la vejiga o en el ano
- Sangramiento vaginal más abundante que la menstruación
- Escalofríos o fiebre
- Dolor
- Dolor de cabeza persistente
- Grave depresión

No espere hasta su examen de posparto si le molesta alguno de estos problemas.

ACTIVIDADES _____

El sentido común es un ingrediente importante para planear sus actividades durante las primeras semanas siguientes al nacimiento de su bebé. Si algo le parece pesado, déjelo a un lado hasta que usted esté mejor. Si puede conseguir alguien que la ayude a hacer las tareas hogareñas, magnífico. Si no obtiene ayuda, deje todo, salvo lo absolutamente esencial. Olvídese de arreglar el mobiliario o de limpiar los armarios durante un tiempo.

Subir y bajar escaleras está bien cuando sea necesario hacerlo, pero probablemente usted no deberá cargar nada más pesado que su bebé en las primeras dos semanas. Si tiene niños más grandes que quieran que los cargue, siéntese y deje que se suban a su regazo y no los levante del suelo. La mayoría de las mujeres pueden conducir un automóvil y hacer encargos breves cuando llegan a casa desde el hospital. Sin embargo, si usted pasa demasiado tiempo haciendo esas cosas, probablemente no descansará como debiera.

El descanso (véase la página 160) es una parte esencial de su atención de posparto. La cantidad de actividad apropiada y segura para usted al principio dependerá de varias cosas, incluyendo el estado físico en que estaba usted antes y durante el embarazo, lo difícil que fue el parto y las complicaciones que haya tenido. Si bien algunas mujeres pueden sentirse capaces de montar a caballo o jugar al tenis quince días después del parto, la mayoría no se sienten así y no deben hacer tales cosas. Antes de salir del hospital, hable con su partero acerca de sus planes para regresar a sus actividades normales. Averigüe qué actividades le convienen de inmediato y cuáles deben esperar hasta después de su examen de posparto.

BAÑO

Probablemente, usted se sentirá mejor si mantiene su cuerpo lo más limpio posible después del parto. Se recomienda regadera o ducharse diariamente mientras esté en el hospital. Los baños tibios de asiento aliviarán el dolor de las hemorroides y la cicatrización de la episiotomía.

Algunos parteros recomiendan a las mujeres que no se bañen en tinas profundas sino hasta tres o cuatro semanas después del parto, para asegurarse de que no entre agua en las cavidades corporales sin cicatrizar. Otros estiman que es raro que haya problemas, y por eso no ponen esas restricciones. Si prefiere el baño en tina al de ducha, pregúntele al partero si hay alguna razón especial en su caso para no tomar baños de tina.

Después del parto, el cuerpo emplea sus procesos naturales de limpieza para deshacerse de la sangre, la mucosidad y otros tejidos de desperdicio. Su flujo vaginal en esa época es algo natural y no es necesario darse duchas vaginales. Muchos parteros recomiendan que la mujer no se dé duchas vaginales hasta después de su examen de posparto.

COITO

¿Cuán pronto después del parto puede una pareja tener relaciones sexuales? No hay respuestas absolutas a esta pregunta. Probablemente, es mejor esperar de tres a cuatro semanas mientras los músculos de la pared vaginal recobran su fuerza y cicatriza la episiotomía. Pregúntele al partero si en su caso existen circunstancias que hagan posponer las relaciones sexuales. Algunos parteros recomiendan que una mujer espere hasta su examen de posparto para reanudar su actividad sexual.

Al principio, puede sentirse un poco incómoda porque sus tejidos están todavía delicados. Hable con su cónyuge acerca de esto. Un ligero cambio de posición o un poco más de cuidado pueden ayudar. Un lubricante como la gelatina K-Y puede ayudar. No se preocupe. La incomodidad, si la hay, es temporal, le pasará.

Si le da el pecho a su bebé tal vez sus senos goteen durante el coito. No se preocupe. Este leve flujo de leche es una reacción normal a la excitación sexual.

Recuerde que puede volver a quedar embarazada después del parto, a menos que tome precauciones específicas para que esto no ocurra. Aunque no haya tenido menstruación, usted puede haber ovulado. Amamantar no es anticonceptivo. Puede haber embarazo aunque le dé el pecho a su bebé.

Es preferible hablar con su partero lo que usted hará respecto a la planificación familiar antes de que esto se convierta en una necesidad urgente. Este es un asunto que tendrá que considerar antes del parto, a fin de estar preparada cuando surja la necesidad.

CUIDADO DE LOS SENOS (AMAMANTAR)

Si amananta a su bebé, use sólo agua tibia para mantener limpios los senos. No use jabón, que tiende a secar los pezones y a hacer que se agrieten. Asegúrese de que sus sostenes de amamantar sean del tamaño adecuado y que den buen soporte. Si le duelen los senos, estas sugerencias pueden serle útiles:

- Trate de darle el pecho durante menos tiempo, pero más a menudo. Extraiga un poco de leche antes de poner el bebé al pecho para que comience a fluir la leche.
- Primero, ponga el bebé al seno menos adolorido. Varíe la posición de amamantar para evitar poner mayor presión sobre la misma parte del pezón cada vez.
- Si tiene los pezones secos y rajados, use lanolina o una de las cremas disponibles en el comercio, con fórmula especial para esto.
- Deje que los pezones se sequen en aire tibio después de amamantar. Déjelos al aire libre siempre que pueda. Es útil usar gasas absorbentes para proteger su ropa, pero evite el tipo de cubierta para los senos que atrapa la humedad cerca de la piel, porque esto puede contribuir a la irritación.

Muchas madres encuentran que sus senos se hinchan cuando comienzan a amamantar tres o cuatro días después del parto. Si amamanta al bebé a menudo, esto ayudará, mientras que demorar el momento de amamantar porque le teme al dolor sólo hará que la situación empeore. El calor o el frío la pueden ayudar. Algunas mujeres están más cómodas con un baño de ducha o regadera caliente. Otras opinan que una bolsa de hielo las ayuda. Usted puede hacer fácilmente compresas frías envolviendo hielo en un pañal o toalla.

Si sus senos se enrojecen y le duelen en algunos lugares, consulte a su partero. Si usted tiene fiebre, es especialmente importante que obtenga tratamiento antes de que una infección en desarrollo se vuelva incontrolable. Los ejercicios de rotación de los hombros (véase la página 78) pueden ayudarla a mejorar la circulación hacia la zona del pecho.

Si usted está amamantando a su bebé y tiene dificultades, una voluntaria de La Leche League puede ofrecerle apoyo y aliento para solucionar los primeros problemas, de manera que usted tenga éxito amamantando. Su partero (o el pediatra del bebé) la podrán encaminar a voluntarias que trabajen en su zona. Si no, usted se puede comunicar directamente con la oficina central de La Leche League en el (708) 445-7730. El número a llamar sin costo alguno es (800) LA LECHE, y tiene operadoras parte del tiempo, y una grabación le dará a usted ayuda de emergencia a cualquier hora. La dirección es: La Leche League International, 9616 Minneapolis Avenue, Franklin Park, IL, 60131.

CUIDADO DE LOS SENOS
(ALIMENTACIÓN CON BIBERÓN) _____

Si el bebé se alimenta con biberón o mamila, quizá le hayan dado a usted medicina para ayudarla a no tener leche. Durante unos días después del parto, puede sentir incomodidad en los senos. Envuelva unos cubos de hielo en una toalla y pongasela sobre los senos si los nota hinchados y llenos. Un analgésico de venta sin receta puede ayudarla a aliviar la incomodidad. Pregúntele a su partero qué debe tomar.

Use un sostén cómodo, ajustado y que le brinde buen soporte. Conserve los senos limpios y secos. Si no amamanta a su bebé, evite la tentación de extraer leche para aliviar la llenura de los senos. Al extraer la leche, usted estimula a su cuerpo a producir más. Puede ser útil que usted reduzca su ingestión de líquidos durante algunos días.

CUIDADO DESPUÉS DE LA EPISIOTOMÍA

Si le hicieron una episiotomía, las puntadas pueden dolerle o causarle comezón al principio. He aquí algunas cosas que podrían ayudarla:

- Una bolsa de hielo, especialmente en las primeras veinticuatro horas, puede ser útil para bajar la inflamación.
- Trate de usar agua tibia. Siéntese en un baño de asiento tibio o deje que el agua de su ducha o regadera corra por el perineo. El agua tibia estimula la circulación y promoverá la cicatrización al mismo tiempo que le brinda alivio.
- En el mercado existen varias cremas, rociadores y espumas que tienen anestésico local. Aplique un poco de alguno de estos productos a su toalla sanitaria.
- Cuando se siente, los primeros días evite aplicar presión directa sobre el perineo. Probablemente se sentirá más cómoda sentándose sobre algo blando. Lleve una pequeña almohada con usted y úsela cada vez que sea conveniente.
- Cuando orine, vierta un poco de agua tibia sobre el perineo para aliviar la irritación.
- Comience a hacer los ejercicios de Kegel (véase la página 75), aunque al principio le duela. Los ejercicios ayudarán a promover la cicatrización al estimular la circulación en la zona del perineo.

Tal vez, lo más útil de todo es una actitud positiva. Si usted teme moverse porque piensa que le va a doler mucho, probablemente sucederá así. No se fije mucho en las molestias. Finja que no duele cuando haga los ejercicios y camine. Pronto no le dolerá.

Si en lugar de desaparecer los síntomas su perineo se inflama, se enrojece o le sigue doliendo (en lugar de sólo molestarle), consulte a su partero. Estos problemas pueden señalar la aparición de complicaciones y deberán ser examinados.

DEPRESIÓN DE POSPARTO

Probablemente usted ha oído hablar de la depresión de posparto, condición que experimentan algunas mujeres poco después del parto. Si esta sensación de desdicha la afecta, no se deje dominar por el pánico. Aunque esté encantada con su bebé, es posible que sienta ganas de llorar durante unos días. Hay razones fisiológicas para que esto pueda ocurrir.

Los sentimientos depresivos a menudo acompañan los esfuerzos del organismo por recuperar su equilibrio de líquidos-sal después de dar a luz. Para la mayoría de las mujeres, este equilibrio se recupera de 4 a 7 días después del parto. Algunas mujeres pueden tardar hasta diez días en recuperarse. Si la abruma la depresión después de ese lapso, consulte a su partero. Los cambios hormonales también pueden contribuir a los cambios de humor propios del posparto. El sueño irregular también influye sobre la manera en que siente y resuelve sus problemas una madre.

Además de los factores fisiológicos, que explican de inmediato la mayor parte de los casos de depresión posparto, también puede haber tensión emocional. La nueva maternidad significará ajustes en la relación de una mujer con su bebé, con su compañero y con otros miembros de la familia. Para algunas, la intensidad de la experiencia del parto y el júbilo por tener un bebé puede ser desequilibrada por una sensación abrumadora de la responsabilidad que esto significa. La ansiedad y los sentimientos de duda son frecuentes. Todas estas experiencias ocurren mientras la nueva madre todavía no se ha recuperado del extraordinario esfuerzo físico del parto.

¿Qué puede esperar en los días y semanas después que nace el bebé? Probablemente es conveniente esperar que ocurra lo mejor y tomar cada día según venga. No planee sentirse deprimida, porque no debe profetizar algo negativo. Es muy posible que usted no tenga depresión posparto. Muchas mujeres no la tienen. Sin embargo, si se siente a punto de llorar por los cambios fisiológicos de su cuerpo y/o por la tensión emocional de la nueva maternidad, sepa que muchas mujeres se han sentido así. Usted no es la única.

¿Qué debe hacer si sufre depresión posparto? No tema comentarlo con su compañero y su partero. Trate de reducir al mínimo la tensión física, descansando lo más posible. Pida que la ayuden con los quehaceres de la casa y con su bebé si lo necesita. Trate de tener un poco de tiempo sin interrupciones para usted. Haga que alguien cuide al bebé lo suficiente como para que usted dé un paseo, duerma una siesta o visite amistades sin interrupciones.

Lo más probable es que su sensación de depresión pase a los pocos días. Si se siente agobiada por la depresión más allá de los primeros diez días a dos semanas, solicite el consejo de su partero. Si tiene verdaderos problemas para comunicarse con las personas que la quieren o para atenderse a usted misma y a su bebé, usted probablemente necesita ayuda profesional además de descanso y tiempo.

DESCANSO

Después de haber tenido un bebé, usted puede sentirse extremadamente cansada. La fatiga es normal en el posparto. Recuerde que su organismo ha estado sometido a una fuerte tensión. Necesita tiempo para recuperarse.

Descanse cuando pueda. Cuando su bebé duerme, usted también debe hacerlo. Desde luego, esto puede ser imposible si tiene otros niños pequeños. Aquí debe prevalecer el sentido común. No emprenda tareas innecesarias, sino hasta que pueda realizarlas. El aseo de la casa puede esperar. No es necesario tener invitados o poner en exhibición a su bebé ante conocidos cuya compañía agote sus energías.

Si es posible, consiga alguien que la ayude con las tareas domésticas. Esta persona puede encargarse de los trabajos pesados, tales como el aseo general y el lavado de la ropa. De este modo, usted podrá dedicar sus energías a cuidar y a disfrutar de su bebé. Si la familia y los amigos hacen demandas que le resultan demasiado fatigosas, recuérdeles que el doctor le ha ordenado descanso. Nunca tendrá usted una excusa mejor.

Si se lo recetaron, asegúrese de tomar su complemento de hierro. La anemia es una causa frecuente de fatiga en los días que siguen al parto. Si se siente extremadamente cansada y no parece mejorar su situación con una cantidad razonable de descanso, comuníqueselo a su doctor.

DOLORES DE POSPARTO

En el curso del embarazo, el útero aumenta mucho de tamaño. Inmediatamente después del parto tendrá el tamaño aproximado de uno toronja. Cada día se hará más pequeño hasta volver a su tomaño normal. Este proceso, llamado involución toma de cuatro a seis semanas.

Al contraerse el útero después del parto, usted puede experimentar sensaciones de calambres llamadas a veces "posdolores" o "dolores de posparto." Estas contracciones pueden incomodarla uno o dos días. Hay más posibilidades de que experimente estos dolores si no se trata de su primer bebé, ya que su útero tendrá que hacer mayor esfuerzo por volver al estado que tenía antes del embarazo.

Amamantar al bebé hace que el útero recupere su tamaño normal con más rapidez. Si amamanta a su bebé, es probable que advierta las contracciones de posparto en los primeros días después del nacimiento. Si le molestan los dolores de posparto, un masaje suave o acostarse boca abajo con una almhoada bajo el abdomen pueden aliviar la incomodidad. Si los calambres son muy fuertes, consulte a su partero, éste le podrá recetar algo para el dolor. Es importante que sea algo seguro para el bebé que amamanta.

EJERCICIOS

Muchos de los ejercicios indicados en las páginas 75 a 81 son útiles después del parto y ayudan a recuperar el tono muscular y la energía. Por ejemplo, muchas mujeres pueden comenzar a realizar casi inmediatamente los ejercicios Kegel y los ejercicios para músculos abdominales separados. La rapidez con que usted pueda comenzar un programa de ejercicios y reanudar sus actividades normales, como sus deportes favoritos, dependerá, naturalmente, de diversos factores: su condición física antes del parto, cualquier complicación que pueda haber tenido, su propia motivación y la capacidad de su organismo para recuperarse. Usted debe discutir todo esto con su partero y, sobre todo, usar el sentido común. Si no se siente bien haciendo algún ejercicio, no lo haga.

ESTREÑIMIENTO

El estreñimiento a veces plantea un problema a la nueva madre. Asegúrese de incluir en su dieta suficientes líquidos y alimentos con fibra. Los granos integrales y las verduras y frutas frescas son las mejores fuentes de fibra natural de su dieta. Mantenga el buen plan de nutrición que le fue sugerido antes del nacimiento de su bebé (véanse las páginas

41 y 74). Caminar (al principio, despacio, y luego más rápido, a medida que recupera fuerzas) la ayudará en su digestión y circulación.

Trate de relajarse si la episiotomía o las hemorroides le causan dolor, quizá sienta temor al hacer sus deposiciones. Este temor puede causarle un problema más. Trate de relajarse. Vuelva a leer las sugerencias respecto al estreñimiento durante el embarazo (véase la página 29). Le serán útiles también en el posparto.

Si usted tiene problemas con el estreñimiento, consulte a su partero. Este le puede sugerir un ablandador de deposiciones o un laxante si los cambios en la dieta parecen ser temporalmente insuficientes.

HEMORROIDES

Muchas mujeres peuden tener un problema con las hemorroides despúes del parto. El estreñimiento, que también molesta a muchas mujeres después del parto, puede empeorar aún más las hemorroides. Las sugerencias para aliviar las molestias de las hemorroides durante el embarazo (véase la página 29) la ayudarán ahora de la misma manera. Si sus hemorroides son muy dolorosas y usted cree que necesita alguna medicina, consulte con su partero. Quizá no sea aconsejable administrar cualquier medicina, especialmente si está amamantando al bebé.

LOQUIOS

Inmediatamente después del parto, la madre tiene un flujo vaginal llamado "loquios". Es un proceso natural de limpieza. Continúa hasta que cicatriza el lugar donde la placenta estuvo unida al útero. En la mayoría de las mujeres, el flujo dura de un mes a seis semanas.

Los loquios comienzan como un flujo denso de apariencia similar a la sangre menstrual. Al principio, probablemente contenga coágulos, algunos bastante grandes. El flujo entonces se vuelve color café, a continuación amarillo claro o incoloro antes de parar del todo.

No use tampones. Use toallas sanitarias y cámbielas a menudo. Las toallas que le dan en el hospital están envueltas individualmente en paquetes esterilizados, una precaución útil en los primeros días después del parto.

Manténgase limpia. Lave el perineo y la región vaginal exterior con agua tibia. (La botella que le dan en el hospital para este propósito sirve para rociar las plantas, cuando ya no la necesite). Límpiese suavemente de adelante hacia atrás, y use cada toalla sólo una vez.

Especialmente al principio, los loquios pueden ser un flujo muy denso. ¿Qué significa demasiado denso? Si empapa usted dos toallas en 30 minutos o expulsa un coágulo mayor que el tamaño de un limón, comunique esto a su partero o enfermera. Se les debe informar también cuando el flujo pase de color café oscuro a rojo sangre. Éste es a menudo un indicio de que usted se ha esforzado demasiado y ha interrumpido temporalmente el proceso de curación.

PÉRDIDA DE PESO _____

Si su aumento de peso ha estado dentro del límite recomendado y se debe a alimentos nutritivos, puede perder ese peso para cuando se someta a su examen de posparto. Muchas mujeres, particularmente las madres primerizas, se sorprenden y sufren una desilusión cuando descubren que no salen de la sala de partos esbeltas y listas para ponerse la ropa que usaban antes del embarazo.

Durante el parto, usted se librará del peso de su bebé y aproximadamente del de la placenta y el líquido amniótico (véase la página 114). El resto del peso tardará un poco más en desaparecer, aunque podrá librarse de gran parte del líquido excedente dentro de la primera o segunda semana siguientes al parto. La pérdida del peso extra de su útero crecido y del de otros tejidos tomará por lo menos otro mes.

No es conveniente ponerse a dieta estricta inmediatamente despúes del nacimiento de su bebé, no importa lo motivada que esté por alcanzar la esbeltez. Su organismo necesita alimento nutritivo para recuperar sus fuerzas y darle suficiente energías para cuidar a su bebé. Siga los principios básicos representados en la Pirámide Guía de los Alimentos (véanse las páginas 43 a 48). No consuma alimentos de moda y píldoras de dieta. Necesita una dieta balanceada.

Continúe tomando las vitaminas prenatales y el complemento de hierro que tomaba durante su embarazo, a menos que su partero le indique lo contrario Si amamanta a su bebé, probablemente requiera hasta mil calorías adicionales de líquidos y alimentos nutritivos cada día.

Si usted mantiene un programa bien planificado de comidas nutritivas y ejercicio adecuado, y la disminución de peso es más lenta de lo que a usted le gustaría, hable con su partero al respecto.

PLANIFICACIÓN FAMILIAR _____

El método de planificación familiar que use debe ser una elección personal basada en lo que se recomienda como médicamente seguro y efectivo para usted, así como en lo que usted encuentra cómodo y está de acuerdo con sus creencias.

Si acaba de tener un bebé, he aquí algunos datos acerca de la planifiación familiar que debe tener en cuenta:

- Despúes del parto, es posible que una mujer ovule antes de tener una menstruación. En otras palabras, usted puede quedar embarazada de nuevo al poco tiempo del nacimiento de su bebé aún cuando no haya tenido menstruación.
- Aunque algunas madres que amamantan no ovulan mientras crían al bebé, otras sí. Amamantar no es un método anticonceptivo.
- Si usted elige el diafragma como método anticonceptivo, el que antes le servía, ya no le quedará bien. Pida que la midan durante su examen médico de posparto para obtener uno nuevo.
- Si está amamantando, no use anticonceptivos orales (píldoras anticonceptivas) sin antes consultar a su partero. Los anticonceptivos orales pueden reducir el suministro de leche y las hormonas que contienen pueden pasar al bebé a través de la leche.

- Si usted desea usar un DIU (*IUD*, en inglés, dispositivo intrauterino), se podrá insertar una vez que su útero haya recuperado su tamaño normal. Pregúntele a su partero acerca de esto en su examen de posparto.
- Si usted elige usar el método del ritmo, recuerde que, después del parto, su ciclo menstrual puede tardar un poco en volverse regular. Cuando su ciclo se restablezca, puede ser que sea un poco diferente de lo que era antes del embarazo.
- Si piensa obtener un DIU o un diafragma durante su examen de posparto, pero reanuda sus relaciones sexuales antes, considere la posibilidad de usar condón, espuma anticonceptiva o jalea anticonceptiva en esta época.

POSPARTO DE LA CESÁREA

Si tuvo su bebé por cesárea, probablemente le tome un poco más de tiempo reanudar sus actividades que si el nacimiento hubiera sido normal. Recuerde que tiene que recuperarse de cirugía mayor y adaptarse a su recién nacido. La mujer que da a luz mediante una operación cesárea pierde más sangre que la que da la luz vaginalmente, y quizá tenga que ser tratada para combatir la anemia, lo que puede prolongar la convalescencia.

Después de un parto con cesárea, se le alentará a levantarse y caminar lo más pronto posible. Aunque no se sienta con ganas de hacerlo, caminar mejorará su circulación sanguínea, impedirá que se formen coágulos y ayudará la cicatrización. Permanecer en posición vertical puede ayudarla a aliviar los dolores causados por la acumulación de gases en el intestino, lo cual ocurre a veces después de un parto por cesárea.

Los ejercicios para fortalecer sus músculos abdominales (véanse las páginas 79 y 80) son muy útiles después de una cesárea. Pregúntele a su partero cuándo es prudente iniciar estos ejercicios. Comience lentamente y aumente el ritmo en forma muy gradual. Suspenda el ejercicio si siente dolor o mucha incomodidad.

PRIMER EXAMEN MÉDICO POSPARTO

Su primer examen médico de posparto es muy importante. El momento adecuado para efectuarlo variará según la opinión del partero y las necesidades de usted. Es probable que se lleve a cabo de cuatro a seis semanas después del nacimiento de su bebé. Si tuvo una cesárea, tal vez lo requiera más pronto.

En el examen de posparto será examinada para ver si su útero ha recuperado su tamaño y posición normales y que su episiotomía (si se la hicieron) ya ha cicatrizado. En esta visita pueden hacerle también un examen de Papanicolau y un examen de los senos. Y ése es el momento oportuno para hacerle preguntas al partero acerca de la dieta, vitaminas, ejercicios, planificación familiar y otros asuntos relacionados con su salud personal y la atención del bebé.

Aunque el partero la espera para el examen de posparto, usted es quien decide cuándo hacerlo. Escoja una fecha con su partero poco después de salir del hospital o centro de nacimientos. Use el formulario en blanco que aparece a continuación para anotar la fecha y hora de su cita con el partero, así como para anotar las preguntas que desee hacerle.

EXAMEN POSPARTO

Fecha: _____   Hora: _____

Partero: _____

ÍNDICE DE TEMAS

Abdomen, 2, 4, 86–7
  ejercicios para el, 79–80
Ablandador de las heces fecales,
  29–30
Aborto (*véase* Pérdida del
  embarazo), 84
Accutane (*véase* Acné)
Aceite mineral, 29–30
Acesulfamato K, 63
Acidez, 24–5
Ácido fólico, 62–3, 70–1
Acné (y defectos de nacimiento),
  85
Actividades
  durante el embarazo, 25–6,
    29–30, 92, 95–7, 127
  posparto, 156, 161
Aditivos de los alimentos, 63–8
  sabores artificiales, 63
  colorantes artificiales, 63
  edulcorantes artificiales, 63, 68
Adolescentes, 65
Alcohol (uso durante el
  embarazo), 70, 85
  síndrome alcohólico del feto
    (*FAS*, en inglés), 85
Aminoácidos, 53 (*véase también*
  Proteínas)
Amniocentesis, 3, 86, 123, 125
Amniotomía, 20, 86, 104
Anemia, 21, 25, 59–60, 157–8
Anemia de célula falciforme, 97
Anestesia epidural, 87
Antiácidos, 24
Antibiótico (para los ojos del
  bebé), 150–1
Anticonceptivos (*véase*
  Planificación familiar)
Antojos, 66
Aspartame, 63, 71–2
Atención del bebé, 22, 149–50
  sala de partos, 149–50
  guardería, 151
Atención/Examen de posparto,
  156–64
Azufre (*véase* Trazas de minerales)

Baños, 20, 25, 31–2, 88–9
Beneficios de incapacidad, 89
BHA y BHT (aditivos para
  alimentos), 63
Bolsa de aguas (*véase*
  Membranas), 20, 86–7, 104
Borrado, 3, 136

Cafeína, 64–5
Calambre muscular, 25, 58–9,
  60–2
Calcio, 25, 58–9
Calorías, 67, 71
Calostro, 37
Campos electromagnéticos,
  108–12
Cansancio, 27, 160
Carbohidratos, 27, 52
  complejos, 27–52
  simples (azúcares), 27, 52
Cerviz, 2–3, 113
  incompetente, 84
Cesárea
  International Cesarean
    Awareness Network (*ICAN*, en
    inglés), 90, 103, 105, 113
  parto por, 19, 87, 89–90, 93,
    105
  posparto, 89–90, 164
  VBAC (parto vaginal después de
    cesárea), 19, 89, 105
Cinc, 58–61
Cinturón de auto para niños
  (*véase* Seguridad en el
  automóvil)
Circulación, 27–8, 33, 35–6,
  38–9, 108–11, 127
Circuncisión, 151
Clamidia, 90, 99–100
Cloro (*véase* Trazas de minerales)
Cobre (*véase* Trazas de minerales)
Coito, 91
Colesterol, 67
Concepción, 10
Condón, 90–1, 101–2, 163–4
Congestión nasal, 32

Contracciones, 6
  Braxton-Hicks, 9, 24, 138
  durante el embarazo, 9, 24, 138
  inicio del embarazo, 138, 142–
    8
  posparto, 161
  prueba de resistencia, 119–20
Cordón umbilical, 10
Crecimiento del bebé, 9–18
Cromo (*véase* Trazas de minerales)
Cuente las patadas, 91
Cuidado dental, 29, 91
Cuidado de los senos, 157–9

Departamento de Agricultura de
  los EUA (*USDA*, en inglés),
  40
Deportes (durante el embarazo),
  92
Desmayos, 27, 97
Diabetes, 3, 93, 107–8
Diabetes gestacional, 3, 61, 90–1
  y deficiencia de cromo, 61
Dick-Read (parto preparado), 117,
  129
Dieta, 24–5, 35–6
Dificultades intestinales, 5, 29, 32,
  161
Dilatación (del cerviz), 3, 137
Dióxido de azufre (aditivo para
  alimentos), 63–5
Dilatación y curetaje (*D and C*, en
  inglés), 84
Diuréticos, 94
Depresión de posparto, 159–60
Dolor, 6, 97, 144–8, 161
  de cabeza, 4, 27, 97
  de espalda, 28, 78–9, 95
  después del parto, 161
Drogas (*véase también*
  Medicamentos)
  abstención infantil de las, 94
  adictivas, 88, 94
Drogas y medicinas de venta bajo
  receta, 95
Duchas, 31, 95

Ecografía (*véase* Ultrasonido)
Edema (*véase* Hinchazón)
Edulcorantes
  artificiales, 63, 68
  azúcares, 27, 52, 63, 69
Ejercicio (*véase también*
  Deportes), 75–8, 92
  aeróbicos, 92, 95–7
  músculos abdominales, 79–80
  para el fondo de la pelvis
   (Kegel), 32–3, 75–6, 161
  para la espalda, 30–1, 76–9
  para las piernas, 38–9, 77–8
  posparto, 75–81, 159
Embarazo en las trompas (*véase*
  Embarazo ectópico)
Embarazo ectópico, 97
Empleo, 89, 98, 108–11
Encías, 22, 29, 91
Enema (lavado intestinal), 20,
  29–30, 104
Enfermedad de Lyme, 3, 99
Enfermedad de Tay-Sachs, 97
Enfermedad matinal, 25
Enfermedad venérea, 3–4, 101–2,
  122
Episiotomía, 21, 100, 159
Escala de Apgar, 149
Estación, 5, 137–8
Estreñimiento, 29–30, 32–3, 35,
  161–2
Estreptococos grupo B, 5
Examen (pélvico) interno, 2–4,
  137–8
Exceso de saliva, 130
Extractor por vacío, 87, 107

Factor Rh, 3, 102
Factores genéticos
  asesoramiento, 88, 97
  pruebas, 88, 97
  de riesgo (durante el embarazo),
   3–6, 19, 91–3, 102, 108–11,
   115, 122–5, 130
Fatiga, 25–7, 160
Fecundación, 10
Fecha del parto, 3, 136–9
Fibras (en la dieta), 29–30, 44–5,
  70–1
Flujo vaginal, 6, 22, 38–9, 95,
  125, 152, 156, 162
Folacina (*véase* Ácido fólico)
Fósforo, 58–9
  ácido fosfórico (aditivo para
   alimentos), 65
  fosfatos (aditivo para alimentos),
   65
Funcionamiento de los riñones,
  1–4, 29–30, 70–1, 115

Galato de propilo (aditivo para
  alimentos), 65
Gas intestinal, 24–5
Gemelos o cuates, 101, 132–3

Glutamato monosódico (*MSG*, en
  inglés), 64
Gonorrea, 3, 99–100
Grasa, 24, 43, 45–7, 54
  monosaturada, 54
  poli-no-saturada, 54
  saturada, 54

Hematócrito (*HCT*, en inglés), 3
Hemorragia
  encías, 29, 91–2
  nasal, 32
  vaginal, 5, 31–2, 97, 152, 162
Hemorroides, 32
Hepatitis, 3
Herpes genital, 99, 101–2
Hierro, 25–7, 59–60, 164
Hinchazón, 3–6, 33
HIV, 99–100, 122
Hormonas, 29–32, 97
Hospital
  admisión, 141
  salida hacia el, 140
  estancia en el, 141, 153
  procedimientos y rutinas en el,
   140–1, 150–3
  qué llevar al, 141

Incomodidad o dolor pélvico, 22,
  35
  ejercicios para el, 35, 80
  enfermedad inflamatoria de la
   pelvis, 3, 97
Indigestión, 24–5
Infección (materna), 3, 88, 108–11
Infección de las vías urinarias, 3–6
  (*véase también* Problemas de
   la vejiga)
Intravenosa (*IV*, en inglés), 20,
  137–8

Kitzinger (parto preparado),
  117–18, 130

Lamaze (parto preparado),
  117–18, 120, 132
Laparoscopía, 97
Laxantes, 28–9
Leboyer (método de parto), 21,
  108, 129
Liga de la Leche (*La Leche
  League*, en inglés), 21, 116,
  157–8
Líquidos, 29–30, 70–1
  bebidas alcohólicas, 70–1, 85–6
  bebidas gaseosas, 70–1
Loquios, 152, 162

Magnesio (*véase* Trazas de
  minerales)
Manganeso (*véase* Trazas de
  minerales)
Marcas de distensión, 34
Mariguana, 103

Medicamentos
  de venta con receta, 4, 31–2,
   85, 95
  de venta sin receta, 41, 27, 3[?]
   95, 103
  durante el embarazo, 4, 27,
   31–2, 85, 95, 103
  para el parto, 19–20, 87, 10[?]
  para el posparto, 157–9, 16[?]
Membranas (rotura de), 20, 8[?]
  104
Micción, 3–6, 37, 115
Minerales (en la dieta), 27, 60[?]
Monitorización fetal electróni[c]
  20, 104, 118–19
Muestra (signo de que comien[za]
  parto), 139
Muestreo de la vellosidad cori[al]
  (*CVS*, en inglés), 3, 97, 10[?]
Mujeres de poco peso, 71, 114–

Náusea, 35, 142
Nombre de su bebé, 129, 152
Nutrición, 41, 74, 114

Obesidad, 71, 114
Otros escenarios para el parto, 106

Palpitaciones, 36
Partero, 1, 20
  cuándo llamarlo, 24, 25–6, 35,
   37–8, 136, 140, 156
  trabajo con, 2, 6, 19–22, 95,
   100–1, 107, 136–41, 164
  visitas en la oficina, 2, 164
Participación fraterna, 106
Parto
  antes de término, 4, 135–6
  Bradley (parto con ayuda del
   esposo), 117, 131
  con fórceps, 20, 87–8, 107
  etapas del, 142–9
  inducido, 107–8
  preguntas acerca del, 20
  preparado, 19, 117–18, 129–33
  signos de, 4, 135–9
  vaginal después de cesárea
   (*VBAC*, en inglés), 19, 89–90,
   105
Parto prematuro
  qué se puede hacer, 136
  síntomas de advertencia, 6, 31
Patadas, 91
Pediatra, 22, 148–50
Peligros
  en el ambiente, 84–5, 88, 92,
   111–13, 123, 125, 130
  en el empleo o sitio de trabajo,
   98, 108–11
  en el hogar, 84–5, 88, 92,
   111–13, 123–5
Pérdida del embarazo, 2, 84, 88,
  93, 97, 103
Perfil biofísico, 114

Perineo, 75–6, 100, 116, 147–9, 163

Peso, 3, 5–6, 71, 114
  aumento repentino, 6, 115
  pérdida después del parto, 163

Pica (ansia de comer lo que no es alimento), 56
  el (durante el embarazo), 36
  manchas y descoloramiento, 36
  marcas de distensión, 34

Pirámide Guía de los Alimentos, 41–7, 49–55, 59–61, 67–74
  Grasas de las frutas, 43–5, 49–51
  Grasas, aceites y azúcares, 43, 45–6, 49–51, 50, 55
  Grupo de las verduras, 43–4, 49–51
  Grupo de los productos lácteos, 43–5, 49–51
  Grupo del pan, 43–4, 49–51, 59–60
  Grupo de la carne, 43–5, 49–51

Placenta, 6, 84–5, 100, 103, 148
Planificación familiar, 163
Plomo (efecto sobre el feto), 108, 111–13
Posición de sastre, 77
Postura, 24–5, 28, 76
Potasio, 60–2
Preeclampsia (toxemia), 27, 93, 115
Preguntas (para su partero), 19–22
Prep, 20, 116
Presentación de nalgas (del bebé), 118
Problemas en la vejiga, 22–3, 35, 37, 115
Problemas en la visión (durante el embarazo), 6, 27, 115
Programa WIC (Women, Infants, and Children, en inglés), 72
Proteínas (en la dieta), 25, 46, 52–3
  en la orina, 3, 115
  fuentes de, 46, 53, 73–4
  incompletas, 53–4, 73–4
  casera del embarazo, 2
  de ausencia de tensión, 114, 118–19
  de desafío a la oxitocina (véase Prueba de resistencia a las contracciones)
  de desafío de la glucosa (GCT, en inglés), 3
  de Fetoproteína Alfa (AFP, en inglés), 3, 119
  de la orina, 4, 5, 37, 115

de Papanicolau (Pap, en inglés), 3
de resistencia a las contracciones, 119–20
de tolerancia a la glucosa (CTT, en inglés), 3
prenatal de laboratorio, 3, 19

Quinina (aditivo para alimentos), 65

Rayos X, 91, 108–11
Rechazo (a ciertos alimentos), 72
Relajamiento, 27–9, 81
Remedios homeopáticos, 103, 131
Respiración
  falta de aire, 30–1
  técnicas durante el parto, 144–8
RhoGAM, 102
Ropa, 24, 31–2, 37–8, 140, 157–8
Rubeola (sarampión alemán), 3, 109, 120

Sal (véase Sodio)
Salud y Servicios Humanos (Depto. de los EUA), 72
Sangre
  azúcar, 3, 27, 98
  presión arterial, 3, 27
  pruebas de, 2, 102
  tipo, 88–9
Seguridad en el automóvil, 121–2, 127
  sistema para resguardar a los niños, 128
  uso del cinturón de seguridad durante el embarazo, 121–2
Selenio (véase Trazas de minerales)
Senos
  atención de posparto, 157–8
  goteo, 37
  preparación para amamantar, 116, 129–33
  tamaño y apariencia, 38, 114, 116
SHARE (iniciales en inglés de un grupo de apoyo para las que pierden el embarazo), 103, 139
SIDA, 99, 122
Sífilis, 3, 99–100
Síndrome de Down, 123
Síndrome fetal de alcohol, 85–6
  desarrollo del feto, 9–18
  desarrollo fetal de los pulmones, 10, 85–6, 136
  latidos cardíacos, 3, 10, 13, 104

movimiento fetal, 6, 9, 12–14, 91, 118–19
Síntoma de muerte infantil repentina, 97, 103, 124
Síntomas de advertencia, 6, 38–9, 97, 156
Sodio
  bisulfato de sodio (aditivo para alimentos), 65
  necesidad en la dieta, 60, 72, 115
  nitrato de sodio (aditivo para alimentos), 65
  nitrito de sodio (aditivo para alimentos), 65
  restricciones, 60, 72, 115
Sonograma (véase Ultrasonido)
Sustancias tóxicas, 91, 111–13, 123–4

Tabaco, 103, 112, 124
Tampones, 125
Tinas o bañaderas de agua caliente, 88–9, 121
Toxemia del embarazo (véase Preeclampsia)
Toxoplasmosis, 125
Trazas de minerales, 60–2
Trimestre
  primero, 9–12
  segundo, 13–15
  tercero, 16–18
Trompas de Fallopio, 97

Ultrasonido, 4–5, 97, 125–6
Unión o enlace, 22, 126–7
Útero, 5, 24–5, 30–1, 38–9, 108–11

Varicela, 108–10
Venas varicosas, 38–9
Vegetarianismo, 73
Vernix caseosa, 15, 18
Viajes (durante el embarazo)
  por aire, 127–8
  en automóvil, 121–2, 127–8
Vitaminas
  A, 29–30, 55, 85
  B, 52, 56, 115
  C, 27, 30–1, 52, 56
  D, 29–30, 55
  E, 29–31, 55, 57
  K, 55, 58
  megadosis, 55, 74, 85
  suplementos prenatales, 55, 74
Vómitos, 4, 35

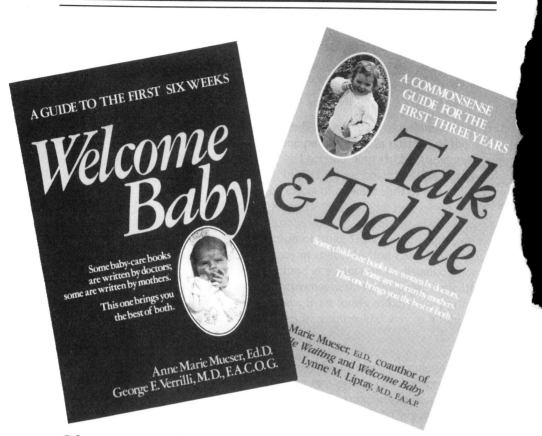

¡Oferta especial con descuento para las lectoras de *Mientras espera!*

Ordene *Welcome Baby* (861214) y *Talk and Toddle* (784309) y ahorre $3.00.
Complete su biblioteca de los libros de atención infantil de Anne Mueser hoy mismo y descuente $3.00 del precio regular de entrega.

Se incluye $11.90 (incluye el franqueo). Por favor, envíeme un ejemplar de *Welcome Baby* y *Talk and Toddle.*

Nombre: _____

Dirección: _____

Ciudad/Estado/Zip Code: _____

Envíe este formulario con su pago a St. Martin's Press, Cash Sales Department, 175 Fifth Avenue, Nueva York, N.Y. 10010.

Esta oferta es válida mientras duren las existencias.

Recibirá su pedido al cabo de unas tres semanas.

En las librerías se pueden obtener ejemplares de **Mientras espera** o de los libros para el cuidado perinatal, publicados por St. Martin's Press, que se recomiendan en las páginas 29–33. También, se pueden obtener por correo empleando el formulario que aparece más abajo. Los médicos, las clínicas, las parteras o parteros y los educadores de salud, así como los particulares, pueden obtener un descuento considerable si encargan 10 o más ejemplares. Para más información, llame al Departamento de Ventas (Sales Department) de St. Martin's Press, sin cargo telefónico: (800) 221-7945, extensión 346, 537, 0 789.

Formulario de Pedidos

Libro	No. de ejemplares	Precio
While Waiting ($6.95) ISBN: 0-312-09938-X	_____	_____
Mientras Espera ($7.95) ISBN: 0-312-11027-8	_____	_____
Welcome Baby: A Guide to the First Six Weeks ($6.95) ISBN: 0-312-86121-4	_____	_____
Talk and Toddle: A Commonsense Guide for the First Three Years ($7.95) ISBN: 0-312-78430-9	_____	_____
Babysense: A Practical and Supportive Guide to Baby Care ($16.95) ISBN: 0-312-05056-9	_____	_____
Beyond Jennifer and Jason: Second Revised Edition ($11.95) ISBN: 0-312-10426-X	_____	_____
Breastfeeding and the Working Mother ($11.95) ISBN: 0-312-09527-9	_____	_____
Safe & Sound: How to Prevent and Treat the Most Common Childhood Emergencies ($10.95) ISBN: 0-312-152043	_____	_____
Homeopathy for Pregnancy, Birth, and Your Baby's First Year ($15.95) ISBN: 0-312-08809-4	_____	_____
The Parents' Guide to Raising Twins ($10.95) ISBN: 0-312-03906-9	_____	_____
The Premature Baby Book: A Parent's Guide to Coping and Caring in the First Years ($19.95) ISBN: 0-312-63649-0	_____	_____
Twins, Triplets and More ($17.95) ISBN: 0-312-07876-5	_____	_____
Yoga for Pregnancy: Safe and Gentle Stretches ($13.95) ISBN: 0-312-02322-7	_____	_____

Franqueo y costos de envio
($3.00 el primer libro, 75¢ por cada libro adicional)
Total enviado:

Nombre: _____

Dirección: _____

Ciudad/Estado/Zip Code: _____

Envie este formulario con su pago a: Publishers Book & Audio, P.O. Box 070059, 5448 Arthur Kill Road, Staten Island, N.Y. 10307. Teléfono: (800) 288-2131.
Recibirá su pedido al cabo de unas tres semanas.